RÉGIME ZONE BLEUE 2024

110 De Délicieuses Recettes Manger Pour Vivre, le Chemin de la Longévité, Votre guide Pratique pour une vie Saine

KLARLOCK

NOTE

Dans le contexte de ce livre, lorsque nous faisons référence à « une tasse » comme unité de mesure des ingrédients, nous entendons l'utilisation d'une tasse de cuisine standard d'une capacité d'environ 2 millilitres. Il est indispensable d'utiliser une tasse à mesurer pour obtenir les bonnes quantités d'ingrédients. Si vous n'avez pas de verre doseur, vous pouvez utiliser un verre doseur gradué en veillant à bien correspondre aux proportions indiquées. Voici quelques exemples 1 Tasse de farine 100 gr. 1 tasse de riz 200 gr. 1 Tasse de Quinoa 200 g, Il est recommandé d'égaliser les ingrédients secs dans la tasse à l'aide d'une spatule ou de la lame d'un couteau pour obtenir une mesure précise. Pour les ingrédients liquides, il est recommandé de remplir le gobelet à ras bord sans le presser ni laisser d'espace.

RECETTES PREMIERS PLATS

RECETTES DEUXIÈME PLATS

INTRODUCTION BIENVENUE DANS LA ZONE BLEUE

Bienvenue dans la Zone Bleue de 2024. À une époque où la recherche du bien-être et de la longévité est devenue une priorité pour beaucoup, le régime Blue Zone se présente comme un phare vers une vie plus longue, plus saine et plus heureuse. La Zone Bleue, terme inventé par le journaliste Dan Buettner, identifie les régions du monde où les gens vivent plus longtemps et en meilleure santé que le reste de la population mondiale. Ces « zones bleues » comprennent des endroits comme Okinawa au Japon, Ikaria en Grèce et Nicoya au Costa Rica, où la longévité est une norme et non une exception. Mais qu'est-ce qui rend ces régions si spéciales ? La réponse réside dans une combinaison de facteurs, notamment la nutrition, le mode de vie, la génétique et l'environnement social. Et la nutrition est l'un des éléments clés qui distinguent les populations de la Zone Bleue.

Au fil des années, les chercheurs ont soigneusement étudié les habitudes alimentaires de ces communautés, identifiant des modèles communs favorisant la longévité et la santé. S'appuyant sur les dernières découvertes scientifiques et l'expertise d'experts dans les domaines de la nutrition et de la santé, cet ouvrage offrira aux lecteurs un guide complet pour adopter un mode de vie inspiré de la Zone Bleue, favorisant non seulement une plus grande longévité, mais également une meilleure qualité de vie. Grâce à une combinaison de théorie et de pratique, nous explorerons les principes fondamentaux du régime Blue Zone, fournirons des conseils pratiques sur la façon de planifier les repas, de préparer de délicieuses recettes et de rester motivés sur le chemin de la santé et de la longévité.

De plus, nous examinerons les multiples avantages pour la santé de l'adoption du mode de vie Zone Bleue, allant de l'augmentation de l'énergie et de la vitalité à la réduction du risque de maladie chronique. Mais le régime Blue Zone va au-delà de la simple nutrition : il implique également d'autres aspects fondamentaux du mode de vie, comme l'activité physique, la gestion du stress et les liens sociaux. Par conséquent, tout au long du livre, nous explorerons également ces thèmes, offrant aux lecteurs une vision complète et intégrée de la meilleure façon d'adopter le style de vie de la Zone Bleue en 2024 et au-delà. Nous sommes ravis de partager avec vous ce voyage vers une vie plus saine, plus longue et plus heureuse. Préparez-vous à explorer les secrets des populations les plus anciennes du monde et à transformer votre vie avec le régime Zone Bleue 2024

À LA DÉCOUVERTE DE LA ZONE BLEUE

Les zones bleues sont cinq régions du monde où les gens vivent exceptionnellement longtemps et en bonne santé. Ces régions sont : Sardaigne, Italie : La Sardaigne abrite l'un des taux de centenaires les plus élevés au monde. On pense que la longévité des Sardes est due à une combinaison de facteurs, notamment leur régime méditerranéen, leur mode de vie actif et leurs liens sociaux solides. Sardaigne, Italie Okinawa, Japon : Okinawa est une île japonaise connue pour sa forte concentration de centenaires. Le régime alimentaire d'Okinawa est riche en poisson, légumes et légumineuses et contribuerait à leur longévité. Péninsule de Nicoya, Costa Rica : La péninsule de Nicoya est une autre région avec un taux élevé de centenaires. On pense que la longévité des Costaricains est due à une combinaison de facteurs, notamment l'alimentation, un mode de vie actif et un faible niveau de stress.

Loma Linda, Californie : Loma Linda est une ville de Californie qui abrite une importante communauté adventiste du septième jour. Les adventistes du septième jour sont connus pour leur mode de vie sain, qui comprend un régime végétarien, une activité physique régulière et le fait de ne pas fumer. Ikaria, Grèce : Ikaria est une île grecque connue pour son taux élevé de centenaires. On pense que la longévité des Ikariens est due à une combinaison de facteurs, notamment leur régime méditerranéen, leur mode de vie actif et leurs liens sociaux forts. Des chercheurs ont étudié les habitants des Zones Bleues pour tenter de comprendre les secrets de leur longévité. Ils ont constaté que les Blue Zoners partagent un certain nombre d'habitudes qui contribuent à leur santé et à leur longévité, notamment : Alimentation : Les Blue Zoners ont une alimentation à base de plantes, riche en fruits, légumes, légumineuses et grains entiers. Ils consomment également de la viande et du poisson avec modération.

Exercice : les résidents de la Zone bleue font régulièrement de l'exercice, souvent dans le cadre de leur vie quotidienne. Engagement social : les résidents de la Zone Bleue entretiennent des liens sociaux étroits avec leur famille et leurs amis. Gestion du stress : les Blue Zoners ont des moyens sains de gérer le stress, comme la méditation et le yoga. Sens du but : Les Blue Zoners ont un fort sens du but dans la vie. Si vous souhaitez vivre plus longtemps et en meilleure santé, vous pouvez envisager d'adopter certaines des habitudes des Blue Zoners. Manger sainement, faire de l'exercice régulièrement, entretenir des relations sociales solides, gérer le stress et trouver un but dans la vie peuvent être des solutions. vous aider à vivre une vie plus longue et plus épanouissante.

QU'EST-CE QUE LA ZONE BLEUE

La « Zone bleue » est un terme inventé par le journaliste Dan Buettner pour identifier les régions du monde où les gens vivent plus longtemps et en meilleure santé que le reste de la population mondiale. Ces régions comprennent des endroits comme Okinawa au Japon, Ikaria en Grèce et Nicoya au Costa Rica, où la longévité est la norme et non l'exception. Les régions de longévité, ou zones bleues, sont caractérisées par un certain nombre de facteurs qui favorisent la longévité et la santé, notamment une alimentation riche en aliments nutritifs, un mode de vie actif, un fort sentiment d'appartenance à la communauté et des liens sociaux solides, ainsi qu'une gestion du stress et une attitude positive. état d'esprit.

Les secrets nutritionnels des populations centenaires présentes dans les Zones Bleues comprennent une grande variété d'aliments végétaux tels que des fruits, des légumes, des légumineuses et des céréales complètes, avec une consommation modérée de protéines animales et de graisses saines. Ces populations ont tendance à avoir une alimentation riche en antioxydants, vitamines et minéraux, avec une attention particulière à la modération et à l'équilibre des repas. De plus, ils pratiquent souvent le jeûne intermittent et adoptent des pratiques alimentaires favorisant la santé digestive et métabolique, contribuant ainsi à leur longévité et leur vitalité.

BIENFAITS D'UN RÉGIME ZONE BLEUE

"Ce n'est un secret pour personne que davantage de plantes sont la voie à suivre et que toutes les zones bleues mettent l'accent sur un régime alimentaire à base de plantes", le passage à un régime alimentaire en zone bleue peut avoir les avantages suivants : Longévité Il a été suggéré que les personnes vivant dans la zone bleue vivent longtemps et vies saines (jusqu'à 90 et 10). Améliorer la santé mentale Évidemment, ce que vous mangez peut affecter votre santé physique, mais cela a également un impact sur votre humeur et votre bien-être mental. Cela signifie que, comme le démontre le régime Blue Zone, plus il y a d'aliments entiers de haute qualité, mieux c'est.

LES RÉGIONS DE LONGÉVITÉ

Les Zones Bleues sont cinq régions du monde où l'on retrouve une concentration exceptionnelle de centenaires, c'est-à-dire de personnes vivant au-delà de 100 ans. Ces domaines sont :

Ogliastra, Sardaigne, Italie : Située au cœur de la Sardaigne, l'Ogliastra est célèbre pour son régime méditerranéen riche en fruits, légumes, légumineuses, céréales complètes et poisson. Les résidents du quartier sont également très actifs physiquement et jouissent d'un fort sentiment d'appartenance à la communauté.

Okinawa, Japon : Okinawa est un archipel d'îles situé au sud du Japon. Les Okinawaiens ont un régime alimentaire traditionnel composé d'aliments végétaux fermentés, de poisson et d'algues. Ils pratiquent également régulièrement des activités physiques, comme le tai-chi et le jardinage.

Loma Linda, Californie, États-Unis : Loma Linda est une ville californienne habitée par une importante communauté d'adventistes du septième jour. Les adventistes du septième jour sont connus pour leur régime végétarien, leur abstention de fumer et l'accent mis sur l'exercice et le repos.

Péninsule de Nicoya, Costa Rica : La péninsule de Nicoya est située sur la côte ouest du Costa Rica. Les habitants de la péninsule ont une alimentation riche en haricots, riz et fruits. Ils sont également très actifs physiquement et vivent dans un environnement calme et détendu.

Ikaria, Grèce : Ikaria est une île grecque située dans la mer Égée. Les habitants d'Ikaria suivent un régime méditerranéen similaire à celui de l'Ogliastra. Ils sont également connus pour leur habitude de boire du vin rouge avec modération et de vivre une vie sans stress.

Les chercheurs étudiant les zones bleues ont découvert que plusieurs facteurs contribuent à la longévité des habitants de ces zones, notamment :

Régime alimentaire : Le régime alimentaire des populations des Zones Bleues est riche en fruits, légumes, légumineuses, céréales complètes et poisson. Ces aliments sont riches en nutriments essentiels à une bonne santé et peuvent aider à protéger contre les maladies chroniques.

Activité physique : les résidents de la Zone Bleue sont généralement très actifs physiquement. Ils pratiquent régulièrement une activité physique, tant dans le cadre de leur travail quotidien que pour leurs loisirs.

Sens de la communauté : les résidents de la Zone Bleue jouissent d'un fort sentiment de communauté.

Gestion du stress : les résidents de la Zone Bleue ont développé des mécanismes sains pour gérer le stress. Ils pratiquent des techniques de relaxation telles que la méditation et le yoga et passent du temps dans la nature.

Un sommeil suffisant : les résidents de la Zone Bleue dorment en moyenne 7 à 8 heures par nuit. Un sommeil suffisant est important pour la santé physique et mentale.

Si vous souhaitez vivre plus longtemps et en meilleure santé, vous pouvez envisager d'adopter certains des principes du mode de vie des Zones Bleues. Adoptez une alimentation riche en fruits, légumes, légumineuses et grains entiers. Faites régulièrement de l'activité physique. Cultivez un sentiment de communauté dans votre vie. Gérez le stress de manière saine. Et assurez-vous de dormir suffisamment. En suivant ces conseils, vous pouvez augmenter vos chances de vivre une vie longue, saine et heureuse.

LES SECRETS DE LA NUTRITION DES POPULATIONS CENTENAIRES

Les zones bleues sont cinq régions du monde où les gens vivent exceptionnellement longtemps et en bonne santé. Ces lieux ont attiré l'attention des chercheurs étudiant les facteurs contribuant à la longévité. La nutrition joue un rôle fondamental dans la santé et la longévité des habitants des Zones Bleues. Leur alimentation se caractérise par quelques éléments clés :

1. Abondance d'aliments végétaux :

Les fruits, légumes, légumineuses et céréales complètes constituent la base de l'alimentation des populations centenaires. Ces aliments sont riches en fibres, vitamines, minéraux et antioxydants, essentiels à une bonne santé et peuvent aider à protéger contre les maladies chroniques.

2. Consommation modérée de protéines :

Les protéines sont importantes pour la santé, mais les habitants de la Zone Bleue en consomment avec modération. Leurs sources de protéines préférées sont les légumineuses, le poisson, les œufs et les produits laitiers.

3. Graisses saines :

Les résidents de la Zone Bleue consomment des graisses saines provenant de sources telles que les olives, les noix, les avocats et le poisson. Ces graisses peuvent contribuer à améliorer la santé cardiaque et à réduire le risque de maladies chroniques.

4. Limiter les sucres et les céréales raffinés :

Les résidents de la Zone Bleue consomment des quantités limitées de sucres raffinés et de céréales. Ces aliments peuvent augmenter le risque d'obésité, de diabète et de maladies cardiaques.

5. Hydratation adéquate :

L'eau est essentielle à la santé et les habitants de la Zone Bleue en boivent beaucoup tout au long de la journée.

Outre ces éléments clés, l'alimentation des populations centenaires se caractérise souvent par :

Aliments frais et de saison : les Blue Zoners mangent des aliments frais et de saison, riches en nutriments.

Cuisine maison : la plupart des Blue Zoners préparent leurs repas à la maison, ce qui leur permet de contrôler les ingrédients et la méthode de cuisson.

Repas lents et conscients : les Blue Zoners prennent leurs repas lentement et consciemment, ce qui peut aider à améliorer la digestion et l'absorption des nutriments.

Un sentiment de communauté : Les repas sont souvent l'occasion de se réunir en famille et entre amis, ce qui peut procurer un sentiment d'appartenance et de soutien social.

En suivant les principes alimentaires des populations centenaires, vous pouvez améliorer votre santé et augmenter vos chances de vivre longtemps et en bonne santé.

N'oubliez pas que la nutrition n'est qu'un des facteurs contribuant à la longévité. D'autres facteurs importants comprennent l'activité physique, la gestion du stress, un sommeil suffisant et une attitude positive.

Avec un peu d'effort et de dévouement, vous pouvez adopter certains des principes alimentaires des Zones Bleues dans votre vie et commencer à récolter les bénéfices pour votre santé et votre bien-être.

LES PRINCIPES FONDAMENTAUX DU RÉGIME ZONE BLEUE

Le régime Zone Bleue s'inspire des habitudes alimentaires des personnes vivant dans les Zones Bleues, cinq régions du monde avec la plus forte concentration de centenaires. Ces principes reposent sur une alimentation riche en aliments végétaux, pauvre en graisses saturées et en sucres ajoutés, et modérée en calories. Voici les principes fondamentaux du régime Blue Zone :

1. Accent sur les aliments végétaux :

Fruits et légumes : Ils doivent constituer la base de votre alimentation. Légumineuses : Les lentilles, les haricots et les pois chiches sont d'excellentes sources de protéines, de fibres et de minéraux d'origine végétale.

Céréales entières : choisissez des céréales complètes comme le riz brun, le quinoa et l'avoine plutôt que des céréales raffinées.

Noix et graines : elles constituent une bonne source de graisses saines, de protéines et de fibres. 2. Protéines maigres : Consommez des quantités modérées de protéines maigres provenant de sources telles que le poisson, la volaille, les légumineuses et les produits laitiers faibles en gras. Limitez les viandes rouges et transformées. 3. Graisses saines : Choisissez des graisses saines comme celles de l'huile d'olive, des avocats, des noix et des graines. Limitez les gras saturés et trans. 4. Limitez les sucres ajoutés : Réduisez la consommation de sucre raffiné, de sirops et d'édulcorants artificiels. Choisissez des fruits et légumes frais comme source naturelle de douceur. 5. Modération calorique : Mangez jusqu'à ce que vous soyez rassasié, mais évitez de vous gaver. Faites attention à la taille des portions pour maintenir un poids santé. Autres conseils importants : Buvez beaucoup d'eau : Il est important de rester hydraté tout au long de la journée. Cuisiner à la maison : Cuisiner à la maison vous permet de contrôler les ingrédients et la méthode de cuisson. Mangez lentement et en pleine conscience : prenez le temps de savourer votre nourriture et de savourer chaque bouchée. Faites de l'exercice régulièrement : L'activité physique est importante pour votre santé globale et peut vous aider à vivre plus longtemps. Gérer le stress : Le stress chronique peut avoir un impact négatif sur votre santé. Trouvez des moyens sains de gérer le stress, comme la méditation ou le yoga. Dormez suffisamment : Un sommeil suffisant est important pour la santé physique et mentale. En suivant ces principes de base, vous pouvez améliorer votre santé et augmenter vos chances de vivre longtemps et en bonne santé. N'oubliez pas que le régime Blue Zone n'est pas un régime strict, mais plutôt un mode de vie. Il s'agit de faire des choix alimentaires sains et d'adopter des habitudes qui favorisent la longévité et le bien-être.

LA BASE SCIENTIFIQUE DU RÉGIME ZONE BLEUE

Le régime Blue Zone est basé sur des décennies de recherche scientifique démontrant les avantages d'un régime à base de plantes, riche en nutriments et modéré en calories pour la santé et la longévité.

Voici quelques-unes des principales preuves scientifiques qui soutiennent le régime Blue Zone :

1. Risque réduit de maladies chroniques :

Maladies cardiaques : Le régime Blue Zone est associé à un risque plus faible de maladie cardiaque, la principale cause de décès dans le monde. Cela est dû à la consommation élevée de fruits, légumes, légumineuses et grains entiers, riches en fibres, vitamines, minéraux et antioxydants qui peuvent aider à réduire la tension artérielle, le LDL (« mauvais ») cholestérol et le risque de crise cardiaque.

Accident vasculaire cérébral : Le régime Blue Zone est également associé à un risque moindre d'accident vasculaire cérébral. Cela est dû à une consommation élevée de fruits, de légumes et de poisson, riches en nutriments qui peuvent contribuer à améliorer la circulation sanguine et à réduire le risque de caillots sanguins.

Diabète de type 2 : Le régime Blue Zone peut aider à prévenir ou à gérer le diabète de type 2, grâce à la consommation élevée de fibres et à la faible consommation de sucres ajoutés, qui aident à réguler la glycémie.

Cancer : Certaines recherches suggèrent que le régime Blue Zone pourrait aider à réduire le risque de certains types de cancer, comme le cancer du côlon et le cancer du sein. Cela est dû à la forte consommation de fruits, légumes, légumineuses et céréales complètes, riches en composés végétaux aux propriétés antitumorales.

2. Longévité accrue :

Études sur les Zones Bleues : Des études menées dans les Zones Bleues ont montré que les habitants de ces régions ont une durée de vie moyenne plus longue que la moyenne mondiale. Cela a été attribué en partie à leur régime alimentaire, riche en aliments végétaux et pauvre en graisses saturées et en sucres ajoutés. Recherche sur des aliments spécifiques : Certaines recherches suggèrent que la consommation de certains aliments, tels que les fruits, les légumes, les légumineuses et les noix, peut être associée à un risque plus faible de décès et à une longévité accrue.

3. Amélioration de la santé mentale :

Alimentation et humeur : Certaines recherches suggèrent qu'une alimentation saine peut améliorer l'humeur et réduire le risque de dépression.

Cela est dû à la consommation élevée de fruits, de légumes et de poisson, riches en nutriments pouvant influencer positivement la production de neurotransmetteurs dans le cerveau. Alimentation et fonction cognitive : Certaines recherches suggèrent qu'une alimentation saine peut contribuer à améliorer la fonction cognitive et à réduire le risque de déclin cognitif et de démence. Cela est dû à la consommation élevée de fruits, de légumes, de légumineuses et de céréales complètes, riches en nutriments importants pour la santé du cerveau.

Il est important de souligner que le régime Blue Zone n'est qu'un des facteurs qui contribuent à la santé et à la longévité. D'autres facteurs importants comprennent l'activité physique, la gestion du stress, un sommeil suffisant et une attitude positive.

ÉQUILIBRER LES MACRO NUTRIMENTS

Le régime Blue Zone met l'accent sur un régime à base de plantes, riche en nutriments et modéré en calories, plutôt que de compter spécifiquement les macronutriments (glucides, protéines, graisses). Cependant, équilibrer les macronutriments peut toujours être utile pour se sentir rassasié et fournir à votre corps l'énergie dont il a besoin. Voici quelques considérations sur l'équilibre des macronutriments dans le régime Blue Zone :

1. Accent sur les glucides complexes :

Le régime Blue Zone se concentre sur les fruits, les légumes, les légumineuses et les grains entiers. Ces aliments sont naturellement riches en glucides complexes, qui libèrent lentement de l'énergie et aident à maintenir une glycémie stable. Essayez de consommer la plupart de vos glucides provenant de sources végétales entières plutôt que de sources raffinées comme le pain blanc, les pâtes blanches et le riz blanc.

2. Protéine modérée : Le régime Blue Zone encourage l'inclusion de sources de protéines maigres telles que le poisson, la volaille, les légumineuses et les produits laitiers faibles en gras. La quantité de protéines dont vous avez besoin dépend de divers facteurs tels que l'âge, le sexe, le niveau d'activité et les objectifs de santé. En général, une personne moyenne a besoin d'environ 0,8 gramme de protéines par kilo de poids corporel et par jour.

3. Graisses saines : Le régime Blue Zone encourage l'inclusion de graisses saines provenant de l'huile d'olive, de l'avocat, des noix et des graines. Ces graisses sont essentielles à la santé cardiaque, à la santé cérébrale et à l'absorption de certaines vitamines liposolubles. Un moyen simple d'équilibrer les macronutriments avec le régime Blue Zone est de suivre le régime alimentaire sain : La moitié de votre assiette : Remplissez

la moitié de votre assiette de fruits et de légumes. Quart de votre assiette : Remplissez un quart de votre assiette de grains entiers comme du riz brun, du quinoa ou de l'avoine. Quart de votre assiette : Remplissez le dernier quart de votre assiette de protéines maigres ou de graisses saines. Cette méthode vous aidera naturellement à consommer la majorité de vos glucides provenant de sources végétales et à inclure des quantités modérées de protéines et de graisses saines. Aussi : mangez jusqu'à ce que vous soyez rassasié, mais évitez les excès. Il n'est pas nécessaire de compter les calories de manière rigide : le régime Blue Zone se concentre sur des choix alimentaires sains plutôt que sur la restriction calorique. Consultez un nutritionniste : Si vous avez des inquiétudes ou avez besoin d'un plan personnalisé, consultez un nutritionniste agréé qui pourra vous aider à équilibrer les macronutriments en fonction de vos besoins individuels.

METTRE EN ŒUVRE LE STYLE DE VIE DE LA ZONE BLEUE

Adopter le mode de vie Blue Zone va au-delà du simple régime. Il s'agit d'incorporer des habitudes qui favorisent la longévité et le bien-être général. Voici quelques étapes pour mettre en œuvre le style de vie Blue Zone dans votre vie quotidienne :

1. Puissance :

Suivez les principes du régime Blue Zone :

Augmentez votre consommation de fruits, légumes, légumineuses et grains entiers.

Incluez des sources de protéines maigres telles que le poisson, la volaille, les légumineuses et les produits laitiers faibles en gras.

Choisissez des graisses saines parmi l'huile d'olive, l'avocat, les noix et les graines.

Limitez les sucres ajoutés, les céréales raffinées et les viandes rouges.

Planifiez vos repas hebdomadaires et préparez les repas à l'avance pour une meilleure adhésion.

2. Activité physique :

Soyez actif tous les jours : Vous n'avez pas besoin de vous inscrire à une salle de sport. La marche, le vélo, la natation, la danse ou le jardinage sont d'excellentes activités.

Visez au moins 30 minutes d'activité physique modérée la plupart des jours de la semaine.

Trouvez une activité que vous aimez et que vous pouvez intégrer à votre routine quotidienne.

3. But dans la vie :

Avoir un but et un sens à la vie est crucial.

Trouvez quelque chose qui vous passionne et qui vous motive à vous lever chaque matin.

Cela peut être un travail que vous aimez, un passe-temps créatif ou du bénévolat.

Avoir des objectifs et des projets pour l'avenir peut vous aider à rester motivé et positif. 4. Gérer le stress : Trouvez des moyens sains de gérer le stress, comme la méditation, le yoga, le tai-chi ou simplement passer du temps dans la nature. Apprenez à dire non lorsque cela est nécessaire et déléguez des tâches lorsque cela est possible.

Les pratiques de respiration profonde et les techniques de relaxation peuvent vous aider à gérer le stress quotidien.

5. Sens de la communauté :

Cultiver des relations positives et solides est important pour la santé et le bien-être.

Passez du temps avec votre famille et vos amis qui vous soutiennent et vous font du bien. Impliquez-vous dans votre communauté.

Se sentir partie intégrante de quelque chose de plus grand que soi peut contribuer à une vie plus longue et plus heureuse.

6. Sommeil adéquat : Essayez de dormir 7 à 8 heures par nuit. Créez une routine de sommeil régulière et relaxante. Évitez les écrans lumineux et les activités stimulantes avant de vous coucher. 7. Engagement à long terme : Adopter le style de vie Zone Bleue est un engagement à long terme. Ne vous attendez pas à des résultats immédiats. Concentrez-vous sur l'apport de petits changements durables à votre routine quotidienne.

Célébrez vos réussites et ne vous laissez pas décourager par les faux pas.

N'oubliez pas que chaque petit changement positif contribuera à votre santé et à votre longévité à long terme.

Aussi : mettre en œuvre le style de vie Blue Zone ne consiste pas à devenir parfait. Il s'agit de faire chaque jour des choix positifs pour votre santé et votre bien-être. Avec un peu de travail acharné et de dévouement, vous pouvez vivre une vie plus longue, plus saine et plus heureuse.

CONCLUSIONS - L'AVENIR DU RÉGIME ZONE BLEUE

Le régime Blue Zone repose sur des bases scientifiques solides et propose une approche pratique et réaliste pour une vie plus longue et plus saine. Voici quelques-unes des raisons pour lesquelles le régime Blue Zone est là pour rester : Il est basé sur des aliments complets et nutritifs : Le régime Zone Bleue met l'accent sur la consommation de fruits, de légumes, de légumineuses, de céréales complètes et de protéines maigres, tous des aliments riches en nutriments essentiels à la santé. Favorise un mode de vie sain : en plus de l'alimentation, le régime Blue Zone encourage l'activité physique régulière, la gestion du stress, un sommeil adéquat et le développement de relations sociales positives, qui contribuent toutes à la longévité et au bien-être général. Il est flexible et adaptable : Le régime Blue Zone n'est pas un régime rigide, mais plutôt un guide flexible qui peut être adapté aux besoins et préférences de chacun.

C'est délicieux et agréable : il existe une infinité de recettes délicieuses et nutritives qui correspondent aux principes du régime Blue Zone. Il est étayé par des preuves scientifiques : le régime Blue Zone est soutenu par un nombre croissant de recherches scientifiques démontrant ses bienfaits pour la santé et sa longévité. À mesure que la recherche sur le régime Blue Zone progresse et que de plus en plus de personnes adoptent ses principes, son impact sur la santé publique va probablement augmenter. Le régime Blue Zone a le potentiel de réduire l'incidence des maladies chroniques, d'améliorer la qualité de vie et d'augmenter l'espérance de vie dans le monde entier. En plus de son application individuelle, le régime Blue Zone peut également être utilisé pour éclairer les politiques et les interventions au niveau de la population. Promouvoir une alimentation à base de plantes, encourager l'activité physique et créer des environnements favorisant la socialisation et la gestion du stress peuvent avoir un impact positif sur la santé et le bien-être de communautés entières. En fin de compte, l'avenir du régime Blue Zone est prometteur. En mettant l'accent sur les aliments complets, un mode de vie sain et la recherche du bien-être, le régime Blue Zone offre une voie prometteuse vers une vie plus longue, plus saine et plus heureuse pour chacun. En plus de ce qui précède, voici quelques points supplémentaires à considérer : Recherche en cours : La recherche sur le régime Blue Zone évolue constamment et de plus en plus de bienfaits pour la santé sont découverts. Nouvelles technologies : Les nouvelles technologies peuvent être utilisées pour rendre le régime Blue Zone plus accessible et personnalisé. Éducation et sensibilisation : Il est important de sensibiliser aux bienfaits du régime Zone Bleue et de fournir aux gens les ressources nécessaires pour l'adopter. Ensemble, ces facteurs peuvent contribuer à faire du régime Blue Zone une force puissante pour améliorer la santé et le bien-être des personnes dans le monde entier.

DERNIER CONSEIL POUR ADOPTER UN MODE DE VIE SAIN ET DURABLE

Dernier conseil pour adopter un mode de vie sain et durable

Adopter un mode de vie sain et durable n'est pas une tâche impossible. Il s'agit de faire des choix conscients et positifs chaque jour. Voici quelques derniers conseils pour vous aider à démarrer :

1. Commencez par de petites étapes : vous n'avez pas besoin de bouleverser votre vie du jour au lendemain. Commencez par de petits changements que vous pourrez maintenir au fil du temps. Par exemple, vous pouvez commencer à ajouter plus de fruits et de légumes à votre alimentation, faire une promenade quotidienne ou consacrer 10 minutes par jour à la méditation.

2. **Trouvez votre motivation :** Qu'est-ce qui vous pousse à vouloir vivre une vie plus saine et plus longue ? Avoir un objectif clair peut vous aider à rester motivé sur le long terme.

3. **Réalisez les avantages :** prenez le temps de découvrir les avantages d'un mode de vie sain. Cela vous aidera à rester concentré sur vos objectifs et à surmonter les défis que vous pourriez rencontrer en cours de route.

4. **Ne vous laissez pas décourager par les faux pas :** tout le monde fait des erreurs. Si vous échouez, n'abandonnez pas. Commencez simplement là où vous vous êtes arrêté.

5. **Trouvez du soutien :** Entourez-vous de personnes qui vous soutiennent dans votre cheminement vers un mode de vie sain. Cela peut inclure la famille, les amis, un groupe de soutien ou un nutritionniste.

6. Écoutez votre corps : Soyez attentif aux signaux de votre corps. Si vous vous sentez fatigué, stressé ou fatigué, prenez le temps de vous reposer et de vous ressourcer.

7. Amusez-vous ! Un mode de vie sain ne doit pas nécessairement être ennuyeux. Trouvez des façons de vous amuser tout en faisant des choix sains.

N'oubliez pas qu'un mode de vie sain et durable est un voyage et non une destination. Profitez du processus et célébrez vos réussites en cours de route. En plus des conseils ci-dessus, voici quelques ressources qui pourraient vous être utiles : Avec un peu de travail acharné et de dévouement, vous pouvez vivre une vie plus longue, plus saine et plus heureuse.

RECETTES DES ENTRÉES

SALADE DE HARICOTS BLANCS AUX TOMATES ET OIGNONS

Temps de préparation : 10 minutes

Temps de cuisson : N/A

Doses pour 4 personnes :

Ingrédients:

Haricots blancs cuits : 200 g

Tomate : 1 moyenne

Oignon rouge : 1/2

Huile d'olive : 1 cuillère à soupe

Jus de citron : 1 cuillère à soupe

Sel au goût

Poivrer au besoin

Préparation:

Rincer les haricots blancs cuits sous l'eau courante. Coupez la tomate en cubes et l'oignon rouge en fines tranches. Dans un grand bol, mélanger les haricots blancs, la tomate, l'oignon rouge, l'huile d'olive, le jus de citron, le sel et le poivre. Bien mélanger pour combiner les ingrédients. Servir la salade immédiatement ou conserver au réfrigérateur jusqu'à 2 jours.

BROCHETTES DE TOMATES ET MOZZARELLA

Temps de préparation : 5 minutes

Temps de cuisson : N/A

Doses pour 4 personnes :

Ingrédients:

Tomate : 1 moyenne

Mozzarella fraîche : 1

Basilic frais : 12 feuilles

Huile d'olive : 1 cuillère à soupe

Sel au goût

Poivrer au besoin

Préparation:

Coupez la tomate et la mozzarella en cubes. Lavez les feuilles de basilic. Sur une brochette, alternez les tomates, la mozzarella et les feuilles de basilic. Arrosez d'huile d'olive, de sel et de poivre. Servez immédiatement les brochettes.

HOUMOUS AUX LÉGUMES FRAIS

Temps de préparation : 15 minutes

Temps de cuisson : N/A

Doses pour 4 personnes :

Ingrédients:

Pois chiches cuits : 400 g

Tahini : 1/4 tasse

Jus de citron : 1/4 tasse

Ail : 2 gousses

Eau : 1/4 tasse

Huile d'olive : 1/4 tasse

Sel au goût

Poivrer au besoin

Légumes frais : carottes, céleri,

poivrons (au goût)

Préparation:

Rincer les pois chiches cuits sous l'eau
courante. Dans un robot culinaire, mélanger
les pois chiches, le tahini, le jus de citron,
l'ail, l'eau et l'huile d'olive jusqu'à obtenir
une consistance lisse et crémeuse. Ajoutez du
sel et du poivre au goût. Servir le houmous
avec des légumes frais coupés en bâtonnets.

OEUFS DURS À L'AVOCAT

Temps de préparation : 10 minutes

Temps de cuisson : 10 minutes

Doses pour 4 personnes :

Ingrédients:

Oeufs : 4

Avocat : 2

Sel au goût

Poivrer au besoin

Préparation:

Cuire les œufs dans l'eau bouillante pendant 10 minutes ou jusqu'à la cuisson désirée. Écalez les œufs et coupez-les en deux. Tranchez les avocats. Garnir les œufs durs d'avocat, de sel et de poivre. Sers immédiatement.

SALADE DE QUINOA AUX LÉGUMES GRILLÉS

Temps de préparation : 20 minutes

Temps de cuisson : 15 minutes pour le quinoa,

15-20 minutes pour les légumes grillés

Doses pour 4 personnes :

Ingrédients:

Quinoa : 1 tasse

Eau ou bouillon de légumes : 2 tasses

Courgette : 1 moyenne

Aubergine : 1 moyenne

Piment rouge : 1

Oignon rouge : 1

Huile d'olive : 3 cuillères à soupe

Sel au goût, Poivrer au besoin

Préparation:

Rincez le quinoa sous l'eau courante. Dans une casserole moyenne, cuire le quinoa dans l'eau ou le bouillon de légumes à feu doux pendant 15 minutes ou jusqu'à ce que le liquide soit absorbé. Pendant ce temps, coupez les courgettes, les aubergines, les poivrons et l'oignon rouge en petits morceaux. Faites chauffer l'huile d'olive dans une poêle à feu moyen-vif. Griller les légumes pendant 15 à 20 minutes, en les retournant de temps en temps, jusqu'à ce qu'ils soient tendres et légèrement carbonisés. Égouttez le quinoa cuit et laissez-le refroidir légèrement. Dans un grand bol, mélanger le quinoa refroidi, les légumes grillés, le sel et le poivre. Bien mélanger pour combiner les ingrédients. Servir la salade immédiatement.

SALADE DE POIS CHICHES AVEC FENOUIL ET ORANGE

Temps de préparation : 15 minutes

Temps de cuisson : N/A

Doses pour 4 personnes :

Ingrédients:

Pois chiches cuits : 200 g

Fenouil : 1 moyen

Orange : 1

Huile d'olive : 1/4 tasse

Jus de citron : 2 cuillères à soupe

Vinaigre balsamique : 1 cuillère à soupe

Sel au goût

Poivrer au besoin

Préparation:

Rincer les pois chiches cuits sous l'eau courante. Coupez le fenouil en fines tranches et l'orange en quartiers. Dans un grand bol, mélanger les pois chiches, le fenouil, l'orange, l'huile d'olive, le jus de citron, le vinaigre balsamique, le sel et le poivre. Bien mélanger pour combiner les ingrédients. Servir la salade immédiatement ou conserver au réfrigérateur jusqu'à 2 jours.

MELON À LA FETA ET À LA MENTHE

Temps de préparation : 10 minutes

Temps de cuisson : N/A

Doses pour 4 personnes :

Ingrédients:

Melons : 1/2

Fêta : 200 g

Menthe fraîche : 1/4 tasse

Huile d'olive : 1 cuillère à soupe

Sel au goût

Poivrer au besoin

Préparation:

Coupez le melon en tranches, retirez les graines et épluchez-le. Coupez la feta en cubes. Hachez finement les feuilles de menthe. Dans un bol, mélanger les tranches de melon, les dés de feta, la menthe ciselée, l'huile d'olive, le sel et le poivre. Remuer doucement pour combiner les ingrédients. Servir immédiatement la salade de melon avec de la feta et de la menthe ou placer au réfrigérateur jusqu'à 2 jours.

ROULEAUX DE JAMBON ET RICOTTA

67

Temps de préparation : 15 minutes

Temps de cuisson : N/A

Doses pour 4 personnes :

Ingrédients:

Jambon cru : 8 tranches

Ricotta : 250 g

Herbes fraîches hachées :

1/4 tasse (basilic,

persil, ciboulette)

Sel au goût

Poivrer au besoin

Préparation:

Dans un bol, mélangez la ricotta avec les herbes fraîches hachées, le sel et le poivre. Étalez les tranches de jambon cru sur un plan de travail. Étalez une cuillerée du mélange de ricotta sur chaque tranche de jambon. Roulez les tranches de jambon pour former des rouleaux. Coupez les rouleaux en deux en diagonale. Servez les rouleaux de jambon et de ricotta immédiatement ou placez-les au réfrigérateur jusqu'à 2 jours.

LÉGUMES GRILLÉS À LA SAUCE TZATZIKI

Temps de préparation : 20 minutes

Temps de cuisson : 15 minutes

pour les légumes grillés,

10 minutes pour la sauce tzatziki

Doses pour 4 personnes :

Ingrédients:

Courgettes : 2 moyennes

Aubergine : 1 moyenne

Piment rouge : 1

Oignon rouge : 1

Huile d'olive : 3 cuillères à soupe

Sel au goût

Poivrer au besoin

Ingrédients pour la sauce tzatziki :

Yaourt grec : 200 g

Concombre : 1 moyen

Ail : 1 gousse

Aneth frais : 1/4 tasse

Jus de citron : 1 cuillère à soupe

Sel au goût

Poivrer au besoin

Préparation:

Pour les légumes grillés : Coupez les courgettes, les aubergines, les poivrons et l'oignon rouge en petits morceaux. Faites chauffer l'huile d'olive dans une poêle à feu moyen-vif. Griller les légumes pendant 15 minutes, en les retournant de temps en temps, jusqu'à ce qu'ils soient tendres et légèrement carbonisés.

Égouttez les légumes grillés et laissez-les refroidir légèrement. Pour la sauce tzatziki : Dans un bol, mélanger le yaourt grec, le concombre râpé, l'ail émincé, l'aneth frais haché, le jus de citron, le sel et le poivre. Bien mélanger pour combiner les ingrédients. Couvrir de sauce tzatziki et réfrigérer au moins 30 minutes avant de servir. Pour composer le plat : Disposer les légumes grillés sur une assiette de service. Versez la sauce tzatziki sur les légumes grillés. Sers immédiatement.

CANAPÉS AVOCAT ET SAUMON FUMÉ

Temps de préparation : 10 minutes

Temps de cuisson : N/A

Doses pour 4 personnes :

Ingrédients:

Pain complet : 8 tranches

Avocat : 2 mûrs

Saumon fumé : 200 g

Jus de citron : 1/4 tasse

Sel au goût

Poivrer au besoin

Préparation:

Faire griller les tranches de pain complet. Écrasez les avocats dans un bol et arrosez-les de jus de citron pour éviter qu'ils noircissent. Étalez l'avocat grillé sur chaque tranche de pain. Disposez le saumon fumé sur les tartelettes d'avocat. Assaisonnez avec du sel et du poivre selon votre goût. Servir immédiatement les canapés à l'avocat et au saumon fumé.

GUACAMOLE

Difficulté : Très facile

Préparation : 20 minutes

Doses pour : 6 personnes

Faible coût

ingrédients

Avocat (2) 500 g

Oignons blancs (la moitié) 35 g

Jus de citron vert 35 g

Coriandre au goût

Tomates cuivrées 1

Saler jusqu'à 1 pincée

Préparation

Pour préparer le guacamole, épluchez et hachez d'abord finement l'oignon 1, puis hachez également la coriandre 2. Divisez l'avocat en deux et retirez le noyau 3. Retirez la pulpe à l'aide d'une cuillère et versez-la dans un mortier 4. Ajoutez le jus de citron vert 5 et commencez à écraser jusqu'à obtenir une crème 6. Ajoutez également l'oignon haché 7 et la coriandre 8 et écrasez à nouveau pour mélanger le tout, puis ajoutez le sel 9. Si vous aimez les aliments épicés, à ce stade vous pouvez ajoutez du piment frais ou quelques gouttes de Tabasco. Enfin, coupez la tomate en cubes 10 et ajoutez-la à la sauce 11. Votre sauce guacamole est prête à être servie.

BOULETTES DE THON ET POMMES DE TERRE

Difficulté : Facile

Préparation : 25 minutes

Cuisson : 45 min

Doses pour : 15 pièces

ingrédients

Thon nature égoutté 110 g

Pommes de terre 650 g

Thym au goût

Sauge au goût

Sel au goût

Poivre noir au goût

Zeste de citron 1

Pour paner et frire

Oeufs 2

Chapelure 150 g

Huile de graines au goût

Préparation

Pour préparer les boulettes de thon et de pommes de terre, faites d'abord bouillir les pommes de terre dans de l'eau froide 1 pendant environ 40 minutes 2. Ce temps varie en fonction de la grosseur des pommes de terre. Pour vérifier qu'elles sont cuites, essayez de les piquer avec une fourchette, si les dents sont enfoncées. ils entreront facilement, ce qui signifie qu'ils sont cuits. À ce stade, égouttez-les et épluchez-les ; puis écrasez-les dans un bol, à l'aide de l'ustensile adapté 3. Laissez-les refroidir et pendant ce temps préparez le thym et la sauge hachés 4. Dès que les pommes de terre ne sont plus chaudes, ajoutez le thon, les aromatiques hachés 5, et assaisonnez avec sel 6. Ajoutez le poivre 7 et le zeste d'un citron râpé 8 et mélangez le tout avec une fourchette 9 jusqu'à obtenir un mélange homogène. Préparez maintenant des boulettes de viande d'environ 25 g 10, puis plongez-les d'abord dans l'œuf battu 11 puis dans la chapelure 12. Pendant ce temps, pendant la préparation des boulettes, versez l'huile dans une poêle et faites-la chauffer jusqu'à ce qu'elle atteigne une température de 170°. °. Dès que celui-ci est assez chaud, plongez-y quelques morceaux à la fois 14. Faites revenir les boulettes de thon et de pomme de terre pendant environ 3 minutes, puis égouttez-les avec une écumoire et transférez-les sur une feuille de papier friture 14. Terminez la friture et servez. vos boulettes de thon et pommes de terre bouillantes 15.

ROULEAUX DE PRINTEMPS

Difficulté : Facile

Préparation : 30 minutes

Cuisson : 20 min

Doses pour : 8 pièces

Coût moyen

ingrédients

Feuilles en rouleau (21,5 x 21,5 cm) 8 feuilles

Chou) 300 g Carottes 60 g, Oignons blancs 50 g

Vin de riz 30 g, huile d'arachide au goût

Sel au goût

Poivre blanc (ou noir) au goût

Blancs d'œufs au goût

Huile de graines d'arachide

Préparation

Pour préparer les rouleaux de printemps, décongelez d'abord les feuilles de pâte préparées et recouvrez-les d'un linge légèrement humide pour éviter qu'elles ne se dessèchent. Épluchez et coupez le chou 1, les oignons 2 et les carottes 3 en fines lanières. Faites chauffer le wok à feu vif, puis versez l'huile végétale et les oignons 4. Faites revenir quelques minutes, puis ajoutez les carottes et les oignons. le chou 5. Assaisonner de sel et de poivre 6. Ajouter également le vin de riz 7 et faire revenir les légumes pendant 4-5 minutes : ils doivent être cuits mais encore croquants 8. Transférer les légumes dans une passoire pour éliminer tout excès de liquide, puis les étaler un peu avec des baguettes pour mieux préserver la couleur et la consistance 10.

Repliez le coin inférieur vers le haut et roulez sans appuyer jusqu'à ce que la garniture soit recouverte 11, puis rabattez les coins des côtés vers le centre 12. Enfin, roulez le rouleau de bas en haut 13 et scellez la pâte en humidifiant légèrement les bords avec un peu d'eau. blanc d'oeuf 14, vous pouvez utiliser vos doigts ou un pinceau. N'appuyez pas trop fort sinon la pâte pourrait se casser. Procédez ainsi pour former tous les rouleaux 15. Faites maintenant chauffer à nouveau le wok, puis versez abondamment de l'huile de graines 16 pour le porter à une température de 180°. Lorsque l'huile est chaude, baissez légèrement le feu et faites frire quelques petits pains à la fois 17 en les retournant des deux côtés 18. Lorsqu'ils sont dorés des deux côtés, égouttez les petits pains 19 et placez-les sur du papier absorbant pour absorber l'excédent. huile 20. Servez vos rouleaux de printemps encore chauds accompagnés d'une sauce épicée ou aigre-douce !

VITELLO TONNATO

Difficulté : Facile

Préparation : 30 minutes

Cuisson : 55 min

Doses pour : 4 personnes

Coût : élevé

ingrédients

Veau (rond ou silverside) 800 g

Céleri 1 côte

Carottes 1

Oignons dorés 1

Ail 1 gousse

Vin blanc 250 g, Eau 1,5l

Huile d'olive extra vierge

3 cuillères à soupe

Poivre noir au goût

Sel au goût

Pour la sauce, 2 œufs

Thon à l'huile égoutté 100 g

Anchois à l'huile 3 filets

Câpres salées 5 g

Câpres à décorer au goût

Bouillon de viande 150 g

Préparation

Pour préparer le veau sauce thon, commencez par nettoyer les légumes qui serviront à cuire la viande. Lavez-les, puis épluchez la carotte et nettoyez-la, coupez-la en petits morceaux. Retirez ensuite les extrémités du céleri et coupez-le en petits morceaux. 1. Épluchez l'oignon et divisez-le en 2 parties, nettoyez l'ail et servez-le entier. Passez au nettoyage de la viande, en éliminant les éventuels cartilages et brins de graisse.

2. Placez. le morceau de silverside 3 dans un grand pot. Ajouter les légumes hachés et 4 grains d'ail et de poivre noir. Versez le vin blanc 7 puis l'eau 8 qui doit recouvrir le tout. Assaisonner de sel puis ajouter l'huile. 9. Allumez le feu et attendez qu'il bout. Retirez progressivement la mousse qui remonte à la surface 10. Fermez ensuite le couvercle et baissez légèrement le feu en laissant cuire environ 40-45 minutes : en rappelant que pour 500 g de viande, il faut environ 30 minutes de cuisson. L'important est que le cœur de la viande ne dépasse pas 65°, à mesurer avec un thermomètre de cuisine. Une fois le morceau de viande cuit, égouttez-le 11 et laissez-le refroidir complètement 12. Filtrez ensuite le bouillon 13. Il vous faudra environ 150 g de bouillon. Pendant ce temps, préparez les œufs durs. Dans une casserole avec beaucoup d'eau froide,

Allumez le feu et comptez 9 minutes à partir du moment de l'ébullition. Une fois durcis, égouttez-les et rincez-les sous l'eau froide. Une fois refroidis, épluchez-les et coupez-les en 4 parts 15. Dans un bol, versez les segments d'œufs, le thon égoutté 16, les anchois à l'huile 17, et les câpres dessalées, ajoutez enfin le bouillon petit à petit 19. Utilisez le mixeur immerger et ajouter plus de bouillon si nécessaire. Mixez 20 jusqu'à obtenir une crème onctueuse 21. A ce stade, la viande doit être complètement froide. Tranchez finement avec un couteau à lame lisse 22. Disposez les tranches sur une assiette de service et versez la crème obtenue au centre 24. Décorez enfin avec les câpres, certaines entières et d'autres coupées en deux et votre vitello sauce thon est prêt.

GRATINAT DE COQUILLES SAINT-JACQUES

Difficulté : Très facile

Préparation : 15 minutes

Cuisson : 15 min

Doses pour : 4 personnes

Coût moyen

ingrédients

Pétoncles 8

Pain râpé 100 g

Poivre noir au goût

Sel au goût

Huile d'olive extra vierge 40 g

Zeste de citron 1, persil au goût

Thym au goût

Marjolaine au goût

Préparation

Pour gratiner les Saint-Jacques, commencez par la chapelure : prenez la chapelure et retirez la croûte (vous pouvez faire des croûtons croustillants avec la croûte que vous aurez retirée) ; Coupez la chapelure en cubes 1. Passez-la au mixeur, ajoutez l'huile 2, salez et poivrez selon votre goût 3, ajoutez les herbes aromatiques, le persil, la marjolaine et le thym (4-5), et enfin râpez le zeste de citron 6. Mixez. et vous obtiendrez du fumier 7 ; avec ces doses votre panure sera humide au bon endroit, pour que le résultat soit savoureux et ne reste pas trop sec. Prenez les coquilles Saint-Jacques et disposez-les sur une plaque allant au four, coquille tournée vers le fond de manière à remplir les coquilles Saint-Jacques avec la panure obtenue 8. Une fois réparties, faites-les cuire au four préchauffé ventilé à 190° pendant environ 15 minutes ou juste en guise de croûte invitante 9. Vos Saint-Jacques gratinées sont prêtes à être servies !

BOULETTES DE ÉPINARDS ET RICOTTA

Difficulté : Très facile

Préparation : 25 minutes

Cuisson : 25 min

Doses pour : 24 pièces

Faible coût

ingrédients

Épinards déjà nettoyés 250 g

Ricotta au lait de vache 250 g

Parmesan à râper 50 g

Chapelure 40 g

Huile d'olive extra vierge 20 g

Ail 1 gousse

Sel au goût

Poivre noir au goût, pour la panure

1 œufs, chapelure au goût

Sel au goût, Poivre noir au goût

Préparation

Pour préparer les boulettes d'épinards et de ricotta, commencez par faire chauffer l'huile avec une gousse d'ail entière 1, plongez les épinards préalablement lavés et laissez-les grésiller à feu vif, laissez cuire 5-6 minutes en remuant souvent 2 jusqu'à ce qu'ils ramollissent complètement. 3 Retirez l'ail 4 puis mettez les épinards à égoutter dans une passoire en les écrasant légèrement avec une spatule pour perdre l'excès d'eau et laissez refroidir ainsi 5 ; une fois froide, hachez-la grossièrement avec un couteau 6. A ce stade, versez la ricotta dans un bol (s'il y a beaucoup d'eau, égouttez-la d'abord) et mélangez avec la cuillère 7, puis ajoutez les épinards et le fromage râpé 8, assaisonner avec du sel et du poivre et pétrir 9. Ensuite, pour donner plus de consistance aux boulettes, ajouter la chapelure 10 et continuer à pétrir 11. Dès que la pâte est prête, vous pouvez commencer à former les boulettes. Prenez ensuite un peu de pâte, environ 20 grammes, et façonnez-la avec vos mains 12 ; vous obtiendrez ainsi environ 24-26 boulettes de viande 13. Petit à petit, passez-les ensuite délicatement dans un petit bol dans lequel vous aurez battu l'œuf avec du sel et du poivre 14, puis dans un autre petit bol dans lequel se trouvera la chapelure 15. Continuez ainsi jusqu'à ce que vous les ayez tous finis et disposez-les un à un sur une plaque à pâtisserie recouverte de papier sulfurisé (16-17). Cuire les boulettes d'épinards et de ricotta dans un four préchauffé, en mode statique, à 200° pendant environ 20 minutes. Servez-les bien chauds !

CRÊPES CROUSTILLANTES DE POMMES DE TERRE

Difficulté : Facile

Préparation : 20 minutes

Cuisson : 20 min

Doses pour: 20 pièces

Coût : Très faible

ingrédients

Pommes de terre (grosses) 4

00 farine 2 cuillères à soupe

Romarin 2 brins

Sel au goût

Poivre noir au goût

Huile d'olive au goût

Préparation

Lavez et épluchez les pommes de terre, puis coupez-les en lanières 1 (si vous en avez une vous pouvez utiliser une râpe spéciale) et placez-les dans un bol. Ajoutez quelques cuillères à soupe de farine 2 aux aiguilles de romarin grossièrement hachées 3 et mélangez pour combiner les ingrédients. Ajoutez le poivre 4 et le sel. Versez quelques doigts d'huile dans une poêle et laissez chauffer (180°), puis prélevez des cuillerées du mélange et placez-les dans l'huile chaude en aplatissant la crêpe avec les dents d'une fourchette. Faites dorer la crêpe des deux côtés 6 puis égouttez l'excédent d'huile sur du papier absorbant. Servir les galettes de pommes de terre croustillantes encore chaudes.

OIGNONS AIGRE-DOUCES

Difficulté : Très facile

Préparation : 5 minutes

Cuisson : 40 min

Doses pour : 4 personnes, Faible coût

ingrédients

Oignons Borettane 600 g

Vinaigre de cidre de pomme 40 g

Cassonade 40 g, Beurre 30 g

Eau 15 g, Thym 1 branche

Sel au goût

Poivre noir au goût

Préparation

Pour préparer les oignons aigre-doux, versez
1 cassonade et 2 d'eau dans une casserole.
Faites fondre le sucre à feu doux,

mélangez avec une cuillère en bois, puis ajoutez le beurre 3. Lorsque le beurre est également fondu, ajoutez les oignons que vous aurez préalablement lavés 4, salés 5 et poivrés. Cuire quelques minutes à feu moyen en remuant souvent pour les recouvrir uniformément de glaçage 6. Ajoutez maintenant le vinaigre 7. Laissez la forte odeur du vinaigre s'évaporer sans laisser sécher le liquide 8, puis ajoutez le thym 9 Couvrez avec un couvercle et cuire à feu moyen-doux pendant 30 minutes en remuant de temps en temps 10 ; s'ils sèchent ou deviennent trop colorés vous pouvez les mouiller avec un peu d'eau. Passé ce temps, vérifiez que les oignons sont tendres 11 ; si vous souhaitez une consistance plus beurrée vous pouvez poursuivre la cuisson encore 10 minutes. Pour épaissir encore le glaçage vous pouvez ajouter une noix de beurre froid en fin de cuisson. Vos oignons aigre-doux sont prêts !

BOULETTES DE POISSON

Difficulté : Facile

Préparation : 30 minutes

Cuisson : 4 min

Doses pour : 20 pièces

Coût moyen

ingrédients

Filet de cabillaud 700 g,

Pain râpé 100 g

Persil 1 branche, Thym au goût

Oeufs (moyens) 2, Ail 1 gousse

Sel au goût

Poivre noir au goût

Parmesan à râper 80 g

Farine 00 au goût, huile d'arachide au goût

Préparation

Pour préparer les boulettes de poisson, commencez par placer la chapelure dans un mixeur 1, mixez finement 2 et placez-la dans un bol. Retirez les arêtes des filets de cabillaud à l'aide d'une pince à épiler et hachez-les au mixeur pendant quelques secondes 3. Mélangez le cabillaud haché avec le pain dans un bol 4. Lavez et hachez le persil 5, puis ajoutez-le dans le bol 6 avec le thym. Assaisonnez avec l'ail écrasé 7 et le fromage râpé 8. Ajoutez ensuite les deux œufs 9. Assaisonnez avec du sel 10 et du poivre. Remuez bien pour mélanger le tout 11 et avec le vôtre

Avec vos mains, formez des boules de la taille d'une noix avec environ 30 g de pâte 12. Disposez progressivement les boulettes sur une plaque, et vous obtiendrez environ 20-25 13. Trempez-les ensuite dans la farine 14-15. Faites frire les boulettes de viande 2/3 fois dans de l'huile de graines très chaude, à environ 170°, pendant environ 3 minutes. Lorsque les boulettes sont dorées, égouttez-les de l'huile à l'aide d'une écumoire 16 et déposez-les sur du papier absorbant 17 pour sécher l'excédent d'huile. Dégustez des boulettes de poisson chaudes ou tièdes !

ROULEAUX D'AUBERGINES

Difficulté : Très facile

Préparation : 15 minutes

Cuisson : 30 min

Doses pour : 12 pièces

Coût : Très faible

ingrédients

Aubergines 650 g

Jambon Cuit 225 g

Purée de tomates 400 g

Huile d'olive extra vierge au goût

Sel au goût

Poivre noir au goût

Provola 225 g

Ail 1 gousse

Basilic au goût

Préparation

Pour préparer les rouleaux d'aubergines, lavez et séchez d'abord les aubergines, puis retirez les tiges et coupez-les dans le sens de la longueur à la mandoline pour obtenir 15 tranches d'environ 1 cm d'épaisseur. 1. Disposez les tranches d'aubergines sur une plaque à pâtisserie recouverte de papier sulfurisé, d'huile, de 2 sel et de poivre. Cuire maintenant 3 dans un four ventilé préchauffé à 210 degrés pendant 10 minutes. Pendant ce temps, préparez la sauce tomate. Versez un filet d'huile et une gousse d'ail dans une casserole.

Versez le concentré de tomates, salez et parfumez au basilic, portez à ébullition, baissez la température et laissez cuire environ 20 minutes. Une fois les aubergines cuites, commencez à les farcir avec le fromage 7 et le jambon cuit 8. Roulez pour obtenir les petits pains 9. Gardez les petits pains de côté 10. Versez 2-3 cuillères à soupe de concentré de tomates dans une plaque allant au four 11, et disposez les 12 rouleaux d'aubergines côte à côte. Napper les aubergines avec le reste de sauce 13. Cuire 20 minutes dans un four préchauffé en mode statique à 200°. Une fois cuits, servez les rouleaux d'aubergines chauds et filandreux !

RECETTES
PREMIERS PLATS

ORECCHIETTE, FÊTES DE NAVET ET GINGEMBRE

Temps 25 minutes

ingrédients

4 personnes

500 g d'orecchiette fraîche

320 g de feuilles de navet nettoyées

ail

gingembre frais

Huile d'olive vierge extra

sel

Poivre

Préparation

Pour la recette des orecchiette, fanes de navets et gingembre, blanchissez les fanes de navets dans de l'eau bouillante salée pendant 30 secondes et égouttez-les à l'aide d'une écumoire. Faire bouillir les orecchiette dans la même eau que les feuilles de navet. Hachez les dessus et faites-les revenir dans une poêle avec 3 cuillères à soupe d'huile, 1 gousse d'ail et 1 cuillère à café de gingembre râpé. Lorsqu'elles commencent à grésiller, mouillez-les avec 1 louche d'eau de cuisson des pâtes. Égouttez les orecchiette et assaisonnez-les directement dans la poêle avec le dessus, complétez de poivre fraîchement moulu.

SPAGHETTI AUX PALOURDES AVEC SAUCE CITROUILLE

Durée 1h 10 min + 2h de repos

ingrédients

Portions pour 4 personnes

1,4 kg de palourdes

300 grammes de spaghettis

200 g de pulpe de potiron coupée en dés

50 g d'oignon

4 feuilles de moutarde

persil

sel à l'ail

Huile d'olive vierge extra

Préparation

Pour la recette des spaghettis aux palourdes avec sauce potiron et moutarde mandarine, faites tremper les palourdes dans 2 litres d'eau avec 40 g de sel pendant quelques heures. Bien rincer en battant pour enlever tout le sable. Faites chauffer 100 g d'huile dans une poêle avec 3 g d'ail haché ; lorsque l'ail commence à remonter à la surface, ajoutez les palourdes, couvrez avec un couvercle et laissez-les s'ouvrir à feu doux. Égouttez les palourdes de l'eau de cuisson, filtrez-la et réservez-la. Décortiquez les palourdes et assaisonnez-les avec 2 g de persil haché. Hachez l'oignon et laissez-le mijoter avec 50 g d'huile pendant 3-4 minutes ;

Ajouter le potiron, couvrir d'eau et cuire 20 à 25 minutes, jusqu'à ce qu'il soit tendre. Mélangez avec 50 g d'eau et assaisonnez de sel. Cuire les spaghettis dans beaucoup d'eau salée pendant environ 6 minutes (pour 2/3 du temps de cuisson indiqué sur l'emballage) ; terminer la cuisson des spaghettis dans la poêle en 3 minutes environ, en les mouillant comme un risotto avec l'eau de palourdes filtrée, puis ajouter les palourdes décortiquées. Répartir la sauce potiron dans les assiettes ; déposer dessus les spaghettis aux palourdes, compléter avec les lanières de feuilles de moutarde et servir.

DEMI MANCHES AVEC BETTERAVES ROUGES

Durée 35 minutes

ingrédients

Portions pour 6 personnes

300 g de betteraves rouges et jaunes

100 g de lait, sel

150 grammes de crème

60 g de jambon cuit tranché

600 g de pâtes demi-manches

Préparation

Pour la recette des demi-manches de betterave rouge, portez à ébullition le lait et la crème dans une casserole et, dans une autre casserole, beaucoup d'eau salée pour les pâtes. Lavez les betteraves et séparez les feuilles des tiges ;

Blanchir les feuilles dans l'eau bouillante des pâtes pendant 2 minutes, puis transférer dans le mélange crème et lait, baisser le feu et poursuivre la cuisson 5 minutes. Mélangez, éteignez le feu et mixez le tout avec un mixeur plongeant pour obtenir une sauce crémeuse. Faites chauffer une poêle antiadhésive et répartissez les tranches de coppa sans les superposer ; rôtir pendant quelques minutes, jusqu'à ce qu'il soit croustillant, puis retirer de la poêle. Cuire les pâtes selon les temps indiqués sur l'emballage, ainsi que les tiges colorées des blettes coupées en petits morceaux ; égouttez, transférez le tout dans la poêle où vous avez fait dorer la coppa et incorporez la sauce aux blettes. Répartir les demi-manchons sur les assiettes, compléter avec le jambon et servir.

SPAGHETTI À LA SAUCE DE MORUE

Durée 1h 10min

ingrédients

Portions pour 4 personnes

400 g de tomates pelées

350 grammes de spaghettis

350 g de morue trempée et dessalée

4 poivrons au son

3 échalotes

1 oeuf

petites câpres salées

semoule de blé dur remoulée

Huile d'olive vierge extra

vin blanc, sel

Préparation

Pour la recette des spaghettis sauce morue, tranchez finement l'échalote et faites-la revenir doucement dans une poêle avec un filet d'huile ; puis mélangez avec 1/2 verre de vin, puis ajoutez les tomates grossièrement hachées et faites cuire la sauce à feu doux pendant 30 minutes. Coupez le chou en tranches de 4 à 5 cm. Tremper dans l'œuf battu, puis dans la semoule de blé dur et faire revenir dans beaucoup d'huile. Ajouter la morue et les câpres à la sauce et cuire encore 30 minutes. Faites bouillir les spaghettis dans beaucoup d'eau salée. Égouttez-les al dente, à l'aide de la louche adaptée, directement dans la casserole et terminez la cuisson en ajoutant si nécessaire une goutte d'eau de cuisson. Faites frire les poivrons cervelle pendant 30 secondes dans beaucoup d'huile bouillante. Égouttez-les, émiettez-les sur les pâtes et servez.

GNOCCHIS DE TOMATE CLASSIQUES

Durée 1h 20min

ingrédients

Portions pour 4 personnes

1 kg de pommes de terre à pulpe blanche,

250 g de farine

Noix de muscade

sel

tomate fraîche

basilic

Préparation

Pour la recette classique des gnocchis aux tomates, lavez les pommes de terre avec leur peau et faites-les cuire

au four à 180°C pendant 30-35 minutes, recouvert de papier aluminium. Vérifiez la cuisson en insérant la pointe du couteau ; si nécessaire, faites-les cuire encore 10 à 15 minutes. Sortez-les et laissez-les refroidir. Former un monticule avec la farine sur la planche à pâtisserie. Passer les pommes de terre au presse purée directement sur la farine, ajouter une pincée de sel et une généreuse râpe de muscade. Mélangez rapidement pour éviter d'activer le gluten (qui rendrait les gnocchis durs après cuisson), obtenant ainsi un mélange moelleux. Formez des pains de 2 cm de diamètre et divisez-les en blocs de 2 à 3 cm. Rigatelli en les roulant sur les dents de la fourchette ou sur les riganocchi en bois. Faites-les cuire dans une abondante eau bouillante salée et égouttez-les 1 minute après leur remontée à la surface. Assaisonnez-les selon vos préférences, par exemple avec de la sauce tomate et du basilic.

RISOTTO VOGHERESE

Durée 45 minutes

ingrédients

Portions pour 4 personnes

1 litre de bouillon de viande

320 g de riz Carnaroli

80 grammes de beurre

80 g de parmesan râpé

2 piments Voghera

1 échalote

vin blanc

sel et poivre

Préparation

Pour la recette du risotto Vogherese, épluchez l'échalote, hachez-la et faites-la revenir dans une casserole avec une noix de beurre. Nettoyez les poivrons, retirez les graines et les filaments blancs, coupez-les en pastilles et ajoutez-les dans la poêle. Assaisonnez-les 2 minutes, ajoutez une louche de bouillon et laissez cuire jusqu'à ce qu'ils soient ramollis et que le liquide se soit évaporé. Sortez 1 cuillère à soupe de poivrons de la poêle et réservez-la pour décorer le plat à la fin. Faire griller le riz à la poêle avec les échalotes et les poivrons, ajouter un peu de vin blanc et cuire le riz en ajoutant le bouillon petit à petit. Éteignez le feu, assaisonnez de sel et de poivre, puis incorporez le reste du beurre et le parmesan râpé. Laissez le risotto reposer à couvert pendant 5 minutes, puis servez-le avec les poivrons réservés et le poivre fraîchement moulu.

PÂTES AUX ANCHOIS

Temps 50 minutes

ingrédients

4 personnes

500 g de tomates cerises

500 g d'anchois bien frais

300 g de pâtes courtes

2 échalotes

fenouil

semoule de blé dur remoulée

Huile d'olive vierge extra

Huile d'arachide

sel

PÂTES AUX ANCHOIS

Temps 50 minutes

ingrédients

4 personnes

500 g de tomates cerises

500 g d'anchois bien frais

300 g de pâtes courtes

2 échalotes

fenouil

semoule de blé dur remoulée

Huile d'olive vierge extra

Huile d'arachide

sel

Préparation

Pour les pâtes aux anchois, épluchez les
échalotes et coupez-les en deux dans le sens
de la longueur. Trancher, toujours dans le
sens de la longueur, en plaçant la lame du
couteau en oblique pour obtenir des filets qui
conservent mieux leur structure à la cuisson.
Laissez-les sécher doucement dans une
grande poêle avec une fine couche d'huile, du
sel et quelques tiges de fenouil ; puis ajoutez
les tomates cerises coupées en deux. Laissez-
les ramollir pendant 2-3 minutes. Nettoyez
les anchois en les ouvrant comme un livre,
rincez-les et séchez-les ; Enrobez-les de
semoule remoulée et faites-les revenir dans
l'huile d'arachide à 175°C, égouttez-les sur
du papier absorbant dès qu'elles sont dorées
et croustillantes. Faites bouillir les pâtes,
égouttez-les al dente et faites-les revenir à feu
vif dans la poêle avec les tomates cerises.
Servez-le avec des anchois frits et des brins
de fenouil frais.

TAGLIOLINI D'ÉPEAUTRE

SAUCE AU POIVRE

Durée 1h 15min

ingrédients

4 personnes

Pour les tagliolini

150 g de farine 00

150 g de farine d'épeautre, 3 œufs

1 kg de poivrons de différentes couleurs

piment frais, basilic, sel

Huile d'olive vierge extra

Préparation

Mélangez les farines et ajoutez-les aux œufs en travaillant le mélange jusqu'à obtenir un mélange homogène et lisse. Enveloppez-le dans du film alimentaire et laissez-le reposer 30 minutes.

Abaissez la pâte, en travaillant petit à petit, en fines feuilles, à l'aide de la machine à pâtes, puis coupez-les en fines tranches. Disposez-les sur un plateau fariné. Graisser les poivrons avec un filet d'huile, les disposer sur une plaque allant au four et enfourner à 230°C pendant environ 30 minutes, jusqu'à ce qu'ils soient dorés. Sortez-les du four et laissez-les reposer fermés dans un sachet pendant 10 minutes. Épluchez-les et retirez les graines pour former des filets. Faites-les cuire 10 minutes dans une casserole avec 1 louche d'eau et 1 piment frais haché. Éteignez le feu, mixez le tout et, si vous le souhaitez, passez la crème au tamis. Cuire la crème dans une casserole pendant 3 à 5 minutes pour épaissir ; salez-le à la fin. Faites bouillir les tagliolini dans de l'eau bouillante salée pendant environ 3 minutes et égouttez-les dans la casserole avec la sauce. Faites-les revenir brièvement et servez en complétant avec des feuilles de basilic frais.

BUCATINI AUX COURGETTES, PESTO DE MENTHE ET AVOCAT

Durée 35 minutes

ingrédients

Portions pour 4 personnes

360 g de bucatini

50 grammes de menthe

20 g de parmesan râpé

10 g de pignons de pin, 2 courgettes

1 avocat mûr, citron, glace

Huile d'olive vierge extra

sel, grains de poivre

Préparation

Pour la recette des bucatini de courgettes au pesto de menthe et d'avocat, faites bouillir les bucatini al dente dans de l'eau salée.

Égouttez-les et versez-les dans l'eau et la glace pour arrêter la cuisson, puis égouttez-les très bien en éliminant toute l'eau. Coupez les courgettes en rubans très fins, puis en spaghettis : utilisez uniquement la partie verte et gardez le reste pour la sauce. Trempez les filets de courgettes dans l'eau bouillante salée et égouttez-les immédiatement. Blanchissez le reste des courgettes dans de l'eau bouillante salée, puis égouttez-les. Peser environ 100g. Nettoyer la menthe en ne gardant que les feuilles et mélanger avec les courgettes, le parmesan râpé, 70-80 g d'huile, les pignons de pin et le sel pour obtenir un pesto épais. Nettoyez l'avocat et mélangez-le avec le jus d'1/2 citron, 1 cuillère à soupe d'huile, sel et poivre, pour obtenir une sauce onctueuse. Assaisonner les pâtes avec le pesto de menthe, puis mélanger avec les filets de courgettes. Servez-le avec de la crème d'avocat et du poivre grossièrement moulu.

LINGUINE DANS GAZPACHO DE BETTERAVE, AGRUMES ET CREVETTES ROUGES

Durée 35 minutes

ingrédients

Portions pour 4 personnes

360 g de linguines

250 g 1 betterave bouillie

12 crevettes rouges, 2 citrons

2 pamplemousses roses

1 orange, glace

Huile d'olive vierge extra

sel et poivre

Préparation

Pour la recette des linguine à la betterave, agrumes et gaspacho de crevettes rouges, faire bouillir les linguine al dente dans de l'eau salée. Égouttez-les et versez-les dans de l'eau et de la glace pour arrêter la cuisson, puis égouttez-les très bien en éliminant toute l'eau. Mixez la betterave avec le jus d'1 citron, 1 orange, 1 pamplemousse et une pincée de sel, pendant environ 5 minutes, jusqu'à l'obtention d'un mélange bien lisse. Décortiquez les crevettes et retirez le boyau noir. Assaisonnez-les avec un filet d'huile, du sel, du poivre et le jus d'1 citron et laissez-les mariner 2 heures. Assaisonnez les pâtes avec le smoothie agrumes-betterave, et ajoutez toutes les crevettes sauf les 4, que vous garderez pour la décoration. Servir les pâtes avec des morceaux de pulpe de pamplemousse et compléter avec le reste des crevettes. Si vous le souhaitez, vous pouvez ajouter un peu de menthe séchée et finement émiettée.

SPAGHETTI À L'EAU DE TOMATE BASILIC ET AMANDES

Temps 40 minutes

ingrédients

Portions pour 4 personnes

360 grammes de spaghettis

40 tomates cerises

40 amandes fraîches

(ou décortiqué sans peau)

4 tomates cuivrées

glace, basilic

Huile d'olive vierge extra

sel et poivre

Préparation

Pour la recette des spaghettis à la tomate, basilic et eau d'amande, blanchissez les tomates dans l'eau bouillante pendant 30 secondes. Retirez la peau, assaisonnez-les avec de l'huile, du sel, du poivre et du basilic et laissez-les mariner au réfrigérateur pendant 12 heures. Faites bouillir les spaghettis al dente dans de l'eau salée. Égouttez-les et versez-les dans l'eau et la glace pour arrêter la cuisson, puis égouttez-les très bien en éliminant toute l'eau. Mixez les tomates cuivrées et passez le mélange au tamis : écrasez légèrement la pulpe, de manière à obtenir une eau de tomate rouge (pas complètement transparente). Assaisonnez les spaghettis avec cette eau, complétez-les avec les tomates cerises marinées coupées en quartiers et les amandes coupées en deux. Garnir de basilic au goût.

MALLOREDDUS AUX POMMES DE TERRE, SAUCE TOMATE ET MENTHE

Temps 50 minutes

ingrédients

Portions pour 4 personnes

400 g de pommes de terre

200 g de majorettes séchées

100 g de ricotta de brebis

100 g de purée de tomates jaunes

15 g de feuilles de menthe

1 tomate cuivrée

Huile d'olive vierge extra

sel et poivre

Préparation

Pour la recette du malloreddus avec pommes de terre, sauce tomate et menthe, épluchez les pommes de terre et coupez-les en cubes. Faites chauffer un filet d'huile avec une

125

pincée de sel dans une casserole et faites revenir les pommes de terre pendant 1 minute. Versez 1 verre d'eau, portez à ébullition et laissez cuire 5 à 6 minutes. Ajoutez la purée de tomates jaunes et les malloreddus. Couvrir d'eau et laisser mijoter, couvercle légèrement écarté, pendant le temps de cuisson des pâtes. Éteignez et assaisonnez avec du poivre fraîchement moulu. Travaillez la ricotta au fouet en la rendant crémeuse en ajoutant 1 cuillère à soupe d'huile, du sel et du poivre. Coupez la tomate en cubes en retirant la partie avec les graines. Blanchissez la menthe dans de l'eau bouillante salée, puis refroidissez-la dans de l'eau et de la glace. Égouttez-le et mélangez-le avec 100 g d'huile. Le blanchiment le gardera vert vif. Servir les malloreddus avec la ricotta, les tomates en dés et la sauce à la menthe.

SPAGHETTI ASPIC AUX MOULES SANGLANTES MARYALLE

Temps 50 min + 2h de repos

ingrédients

Portions pour 4 personnes

1 kg de moules

500 g de tomates pelées

360 grammes de spaghettis

8 g de feuilles de gélatine alimentaire

citron, glace, piment, tabasco

Huile d'olive vierge extra

sel et poivre

Préparation

Pour la recette des spaghettis aspic au bloody mary aux moules, faites bouillir les spaghettis al dente dans de l'eau salée. Égouttez-les et versez-les

mettez-les dans l'eau et la glace pour arrêter la cuisson, puis égouttez-les très bien en éliminant toute l'eau. Nettoyez les moules, puis laissez-les s'ouvrir dans une casserole avec un filet d'huile. Décortiquez et filtrez l'eau de cuisson, poivrez légèrement. Mixez les tomates pelées et passez-les au tamis pour éliminer les impuretés et les pépins. Faire tremper la gélatine dans l'eau froide. Prenez ensuite 2-3 cuillères à soupe de concentré de tomates, faites-le chauffer et dissolvez la gélatine, puis ajoutez le mélange au reste de la tomate. Ajoutez également l'eau filtrée des moules et le jus d'1 citron, le piment et un peu de Tabasco pour obtenir le Bloody Mary. Assaisonnez les pâtes avec ce Bloody Mary en ajoutant la moitié des moules. Disposez dans 4 moules et laissez-les refroidir au réfrigérateur pendant 2 heures. Démouler les gelées et servir en complétant avec le reste de moules, le zeste de citron râpé,

PENNETTE DE SAUMON ET VODKA

Temps 1h

ingrédients

4 personnes

400 g de tomates cerises jaunes

320 g de penne

200 g de saumon fumé

100g de crème fraîche

100g de yaourt grec

vodka, citron vert

ciboulette

Huile d'olive vierge extra

sel et poivre

Préparation

Pour la recette des penne au saumon et à la vodka, hachez grossièrement le saumon fumé et faites-le mariner 30 minutes avec 4 cuillères à soupe de vodka, 2 cuillères à soupe de jus de citron vert, 2 cuillères à soupe de yaourt grec et une douzaine de ciboulette finement hachée. Former des petites boulettes de viande avec le mélange de saumon. Cuire les penne dans de l'eau bouillante salée, égoutter 1 à 2 minutes avant les temps indiqués sur le paquet ; assaisonnez-les avec un filet d'huile, étalez-les sur un plateau et laissez-les refroidir. Lavez les tomates cerises, coupez-les en deux et faites-les cuire 300 g dans une poêle avec 3 cuillères à soupe d'huile et une pincée de sel pendant 3 minutes.

Mélangez-les et tamisez-les pour obtenir une sauce. Coupez les tomates cerises restantes en petits morceaux et faites-les mariner avec 1 cuillère à soupe de vodka et une pincée de sel pendant 30 minutes. Fouetter la crème avec une pincée de sel et de poivre du moulin ; mélanger délicatement d'abord avec le yaourt grec en mélangeant de bas en haut, puis avec la moitié de la sauce tomate cerise jaune pour obtenir une crème. Assaisonner les pâtes avec la crème et compléter avec les boulettes de saumon, le reste de sauce tomate et les tomates cerises marinées ; assaisonner avec du poivre fraîchement moulu et quelques brins de ciboulette hachée et servir.

PACCHERI GRATINÉS
FARCIS AU MAQUEREAU

Temps 1h

ingrédients

4 personnes

200 g de paccheri

200 g de filets de maquereau nettoyés

50 g 2 tranches de pain

20 g de piment rouge

3 tomates cuivrées

1 oignon blanc

Parmesan

Origan, persil

vin blanc sec, huile d'olive extra vierge

sel et poivre

Préparation

Pour la recette du gratin de paccheri fourré au maquereau, faites cuire les paccheri dans beaucoup d'eau salée : pour éviter de les casser, ne faites pas bouillir l'eau violemment et mélangez délicatement. Égouttez-les, assaisonnez-les d'huile et laissez-les refroidir. Lavez les tomates; coupez-en deux en tranches de 5 mm d'épaisseur et la moitié en petits morceaux. Mélangez finement le pain avec 1 cuillère à café d'origan et 1 cuillère à soupe de parmesan. Arrosez ensuite d'1 cuillère à soupe d'huile. Hachez l'oignon et faites-le revenir dans une poêle avec 2 cuillères à soupe d'huile pendant quelques minutes ; sarriette. Hachez les filets de maquereau. Hachez grossièrement le poivron avec une poignée de persil et ajoutez-le à l'oignon ; après 1 minute, ajoutez le vin et 2-3 cuillères à soupe d'eau ;

Cuire à feu moyen pendant 3 à 4 minutes, jusqu'à ce que le liquide soit évaporé. Enfin, ajoutez le maquereau et faites cuire à feu moyen-doux pendant environ 5 minutes, jusqu'à ce qu'il commence à se décomposer ; sel et poivre. Étaler sur une planche à découper pour laisser refroidir; puis hachez-le pour obtenir la garniture paccheri. Assaisonnez-le avec un filet d'huile et pétrissez la moitié du pain. Farcir chaque pacchero avec quelques cuillères à café de garniture. Disposez les tranches de tomates dans un plat allant au four, en les chevauchant légèrement, et assaisonnez-les avec un filet d'huile, une pincée de sel et du poivre fraîchement moulu. Répartissez dessus les restes de garniture, les paccheri farcis et la demi-tomate hachée. Assaisonner avec un filet d'huile et le reste du pain; cuire en mode grill pendant environ 4 minutes, jusqu'à ce que les paccheri soient dorés.

MER CARBONARA

Durée 1h 15min

ingrédients

4 portions

Pour les pâtes

250 g de farine 00

200 g d'oeufs entiers, sel

Pour la sauce

500 g de moules nettoyées

500 g de palourdes purgées

150 g de calamar nettoyé

100 g de vin blanc sec

100g de crème fraîche

60 g de parmesan râpé

2 petites gousses d'ail

1 oeuf entier

1 pièce de jaune

persil haché

Huile d'olive vierge extra

Préparation

Mélangez la farine avec les œufs, une pincée de sel et 50 à 60 g d'eau en l'ajoutant petit à petit. Formez un pain, enveloppez-le dans du papier sulfurisé et placez-le au réfrigérateur pour qu'il repose environ 30 minutes. Abaisser la pâte sur 2 mm d'épaisseur et découper les tagliolini. Placer les moules et les palourdes dans une grande poêle avec un arroser d'huile et les gousses d'ail avec leur pelure, faire revenir à feu vif pendant 1 minute, verser le vin, ajouter 1 cuillère à soupe de persil et couvrir ; lorsque les coques sont ouvertes, éteignez-les. Décortiquez-les tous sauf 4-5 moules et 4-5 palourdes qui vous serviront à décorer ; filtrer le liquide de cuisson. Battez l'œuf et le jaune avec le liquide filtré, la crème et le parmesan. Faire revenir les moules dans une poêle enduite d'huile nouvelle, ainsi que les dés de calamar pendant 1 minute, puis ajouter les moules et les palourdes décortiquées. Faire bouillir les tagliolini pendant 1 à 2 minutes, les égoutter dans la poêle avec les moules et ajouter l'œuf battu avec le parmesan ; mélanger rapidement, répartir dans des assiettes, compléter avec les coquillages réservés, un peu de persil et un filet d'huile brute et servir aussitôt.

SPAGHETTI À L'AIL À LA HUILE ET AU PIMENT

Temps 20 minutes

ingrédients

Portions pour 4 personnes

350 grammes de spaghettis

3 piments frais

3 gousses d'ail

demi oignon

persil

Huile d'olive vierge extra

vinaigre

sel

Préparation

Pour la recette des spaghettis à l'ail, à l'huile et au piment, hachez l'ail frais. Épluchez les poivrons et laissez-les mijoter à couvert avec l'oignon émincé et 30 g de vinaigre pendant 10 minutes. Mixez le tout, réalisez une sauce, passez-la au tamis et laissez cuire 2 minutes pour la réduire. Faites revenir l'ail haché dans une poêle avec quelques cuillères à soupe d'huile. Faites cuire les spaghettis dans de l'eau bouillante salée, égouttez-les et faites-les revenir dans une poêle avec l'ail. Servez-les complètement en dernier avec le persil haché et l'ail haché et la sauce chili.

CRUDAIOLA SEDANINI

Temps 15 minutes

ingrédients

4 portions

300 g de pâtes type sedanini

8 fleurs de courgettes

2 courgettes

2 tomates fermes

persil, basilic, ciboulette

sel et poivre

Huile d'olive vierge extra

Préparation

Pour la recette du céleri cru, mettez sur le feu une casserole avec l'eau pour les pâtes.

Salez-le et, quand il bout, ajoutez le céleri. Pendant ce temps, préparez les légumes : coupez les courgettes en quartiers, dans le sens de la longueur, et retirez la partie centrale avec les graines. Coupez-les enfin en bâtonnets, en diagonale. Placez-les dans un bol avec un peu de sel pendant 5 minutes. Coupez les tomates en quatre segments, retirez les graines et coupez-les également en bâtonnets. Séchez les courgettes avec du papier absorbant, retirez l'eau et mélangez avec les tomates. Nettoyez les fleurs de courgettes, retirez le pistil, rincez-les et hachez-les dans le bol en les ajoutant aux courgettes et aux tomates. Hachez un brin de persil et un peu de ciboulette et assaisonnez les légumes avec le mélange haché, 4 à 5 cuillères à soupe d'huile et un peu de poivre. Égouttez les pâtes et versez-les dans le bol à légumes. Mélangez et complétez avec deux feuilles de basilic.

SALADE DE SARRASIN, HARICOTS CANNELLINI ET COURGETTES

Durée 45 minutes

ingrédients

4 portions

300 g de haricots cannellini bouillis

250 g de courgettes trompettes

150 g de sarrasin

échalote, laurier

persil, citron

vin blanc sec

bouillon de légumes

Huile d'olive vierge extra

sel et poivre

Préparation

Faire revenir une demi-échalote dans 2 cuillères à soupe d'huile, puis ajouter les haricots cannellini ; aromatisez pendant 2-3 minutes, puis versez un grand verre de vin blanc, laissez évaporer, salez et ajoutez une feuille de laurier ; au bout de 15 minutes, ajoutez un demi-litre de bouillon de légumes et poursuivez la cuisson 10-15 minutes. Mélangez 100 g de haricots cannellini avec une cuillerée d'huile jusqu'à obtenir une crème veloutée. Gardez les autres haricots cannellini de côté. Faites cuire le sarrasin dans beaucoup de bouillon de légumes bouillant pendant 17 à 18 minutes. Écolier.

Faites-le revenir dans une poêle avec un filet
d'huile jusqu'à ce qu'il devienne croustillant.
Nettoyez les courgettes Trombetta, coupez-
les en quartiers dans le sens de la longueur
puis coupez-les en pastilles. Faites-les cuire
dans une poêle antiadhésive avec un filet
d'huile et un brin de persil haché pendant 3 à
4 minutes. Mélangez la crème de haricots
cannellini avec le sarrasin dans un bol, puis
ajoutez les courgettes, le reste des haricots
cannellini et complétez avec le zeste de citron
râpé, quelques feuilles de persil et du poivre.

TESTAROLI AU

PESTO POUR TOUS

Temps 2 heures

ingrédients

4 portions

180 g de farine 00

80 g de farine de sarrasin

80 g de farine de riz, 60 g de pignons de pin

60 g de feuilles de basilic vert

40 g de fécule de riz

30 g de noix de macadamia

une gousse d'ail

fromage râpé, basilic rouge

sel et poivre

Huile d'olive vierge extra

Préparation

Faites griller les noix de macadamia grossièrement hachées dans une poêle et les pignons de pin dans une autre poêle. Mélangez le basilic vert, la gousse d'ail épluchée et hachée, 30 g de pignons de pin grillés, 80 g d'huile et une cuillerée de fromage râpé. Assaisonnez avec du sel et du poivre. Pour le Testaroli, mélangez la farine 00 au fouet avec 350 g d'eau et une pincée de sel jusqu'à obtenir un mélange fluide et homogène. Laisser reposer à couvert pendant une heure. Beurrez bien une poêle en fonte (diamètre 24 cm), faites-la chauffer puis répartissez quelques louches du mélange. Faites-le cuire 3 minutes, puis retournez-le du côté opposé à l'aide d'une spatule et poursuivez la cuisson encore une minute. Répétez l'opération jusqu'à épuisement du mélange.

PÂTES À LA NORMA

Temps 50 minutes

ingrédients

4 portions

1 kg de tomates

400 g d'aubergines

350 g de pâtes courtes type céleri

150 g de ricotta salée

basilic

demi oignon

Huile d'olive vierge extra

huile d'arachide, sel

Préparation

Pour la recette des pâtes à la Norma, hachez grossièrement l'oignon et faites-le revenir dans une casserole avec

3 cuillères à soupe d'huile d'olive extra vierge. Coupez les tomates en gros morceaux. Préparez un bouquet aromatique avec une dizaine de feuilles de basilic. Ajoutez le bouquet de basilic dans la casserole et, au bout d'une minute, également les tomates cerises, salez et laissez cuire 25 minutes. Retirez le basilic quelques minutes avant d'éteindre le feu. Passer la sauce tomate au moulin. Lavez les aubergines et coupez-les en tranches de 3 à 4 mm d'épaisseur ; faites-les frire dans une abondante huile d'arachide chaude pendant 1 à 2 minutes. Cuire le céleri dans une abondante eau bouillante salée. Assaisonnez-les avec de la sauce tomate et un filet d'huile d'olive extra vierge, répartissez-les dans des assiettes et complétez-les avec les aubergines frites, quelques feuilles de basilic et une généreuse râpe de ricotta salée.

SALADE DE PETITS ANNEAUX, MOLLUSQUES, CONCOMBRES ET MANGUE

Durée 1h 10min + 3h de repos

ingrédients

4 personnes

350 g de moules

300 g de palourdes

250 g de pâtes type anellini

200 g de seiche propre de taille moyenne

150 g de concombre

100 grammes de mangue

1 tomate pas trop mûre

échalote, persil

vin blanc, ail

poivre, basilic

citron, sel

Huile d'olive vierge extra

Préparation

Pour la recette de salade de cannellini, crustacés, concombre et mangue, faire tremper les palourdes dans de l'eau froide salée pendant au moins 2 heures en changeant l'eau trois fois ; battre légèrement pour enlever les palourdes endommagées. Épluchez le concombre, retirez les graines et coupez-le en cubes de 5 mm ; salez-les et laissez-les reposer 30 minutes, puis essorez-les et séchez-les avec du papier absorbant. Mettez les moules dans une casserole avec 2-3 cuillères à soupe d'eau, 2-3 cuillères à soupe de vin, un brin de persil et 1 gousse d'ail légèrement écrasée.

Couvrir et porter au feu; une fois les coquilles ouvertes, éteignez et laissez refroidir couvercle fermé, puis retirez les coquilles. Conservez les fruits immergés dans l'eau de cuisson filtrée, afin qu'ils ne se dessèchent pas. Répétez la même procédure pour ouvrir les palourdes. Mettez la seiche entière dans une casserole avec de l'eau froide, 1 tranche de citron, un brin de persil et 1 tranche d'échalote ; cuire 5 minutes après ébullition, éteindre et laisser refroidir dans l'eau de cuisson. Coupez la seiche en petits morceaux. Coupez la tomate et la mangue en cubes. Mélangez la mangue, les tomates, le concombre, seiches, moules et palourdes décortiquées et assaisonner avec quelques cuillerées d'eau de cuisson des palourdes préalablement filtrées. Couvrir d'un film alimentaire et laisser mariner 1 heure au réfrigérateur ; assaisonner enfin avec du sel. Faire bouillir les anelletti dans de l'eau bouillante salée pendant 7 minutes ; retirez-les du feu et laissez-les dans l'eau pendant encore 5 minutes ; égouttez-les, assaisonnez-les avec quelques cuillères à soupe d'huile, étalez-les sur un plateau et laissez-les refroidir. Salez-les et ajoutez-les aux autres ingrédients, assaisonnez de poivre et d'huile ; parfumé aux feuilles de basilic hachées et au zeste de citron finement haché.

MORUE PARMIGIANA

Temps 50 minutes

ingrédients

4 personnes

2 kg d'aubergines violettes

650 g de morue dessalée

200 g de Provola

150 g d'olives dénoyautées

3 boîtes de tomates cerises

20 g de câpres salées dessalées

Fromage Parmesan râpé

Huile d'arachide

00 farine, ail, sel

Huile d'olive vierge extra

Préparation

Pour la recette de morue parmigiana, préparez la sauce : dans une poêle, faites revenir 1 gousse d'ail dans une fine couche d'huile d'olive extra vierge, puis ajoutez les olives, les câpres et les tomates cerises ; salez et laissez cuire une dizaine de minutes. Coupez les aubergines en tranches dans le sens de la longueur. Plongez-les dans un bol avec de l'eau froide et de la glace pendant 10 minutes : l'eau glacée donnera de la compacité aux aubergines permettant de les couper plus facilement après la cuisson sans s'effilocher. Fariner les aubergines sans les laisser sécher et les faire revenir dans de l'huile d'arachide bouillante ; lorsqu'ils sont dorés, disposez-les sur du papier absorbant. Blanchir la morue dans de l'eau bouillante non salée pendant

3-4 minutes, égoutter et, dès que possible, floconner ; faites-le juste avant de préparer la parmigiana pour éviter que les morceaux de morue ne se dessèchent. Assemblez la parmigiana en alternant les couches : au fond une couche de sauce, puis les aubergines, suivies des morceaux de cabillaud et de la provola râpée en gros flocons ; recouvrir d'une couche de sauce et d'aubergines; répétez le processus jusqu'à ce que les ingrédients soient épuisés. Ajoutez enfin une pincée de parmesan râpé. Cuire au four préchauffé à 180°C pendant environ 20 minutes.

SPAGHETTI FROID AROMATIQUE

Temps 20 minutes

ingrédients

4 portions

500 g de spaghettis

200 grammes de mozzarella

150 g d'olives dénoyautées

50 g de filets d'anchois à l'huile

8 radis

fenouil, basilic

Huile d'olive vierge extra

citron, sel

Préparation

Pour la recette des spaghettis froids aromatiques, hachez un bouquet de fenouil et une branche de basilic et mélangez-les avec 150 g d'huile, le zeste râpé d'1 citron et le jus d'un demi fruit, les filets d'anchois hachés et une pincée de sel. si nécessaire. Épluchez les radis et coupez-les en tranches très fines ; faites-les tremper dans de l'eau très froide pour les rendre croustillants. Coupez la mozzarella en cubes. Faites bouillir les spaghettis pendant 7 à 8 minutes (ils doivent rester al dente) et refroidissez-les immédiatement dans l'eau froide. Égouttez-les et assaisonnez-les avec l'huile aromatique, les radis, la mozzarella et les olives ; compléter avec des brins de fenouil.

RIGATONI AUX CINQ TOMATES

Temps 1h

ingrédients

4 portions

350 g de rigatoni

200 g de tomates San Marzano

180 g de tomates cerises

180 g de tomates cerises datterin

80 g de tomate verte

50 g de tomates cerises jaunes

30 g de carottes

30 g d'oignon

30 grammes de céleri

1 gousse d'ail

concentré de tomate, thym, basilic

huile d'olive extra vierge, gros sel

Préparation

Pour la recette des cinq rigatoni aux tomates, faites revenir les tomates cerises : blanchissez-les dans de l'eau bouillante salée pendant 45 secondes, égouttez-les dans un bol avec de l'eau et de la glace et épluchez-les en gardant la peau de côté. Faites-les ensuite cuire dans une poêle à feu doux avec un filet d'huile d'olive extra vierge, une branche de thym et 1/2 cuillère à café de cassonade, pendant environ 40 minutes. Disposez les tomates datterini dans une poêle avec la peau des tomates cerises et laissez-les sécher au four à 140°C pendant environ 40 minutes. Pendant ce temps, préparez la purée de tomates : coupez l'ail, le céleri, la carotte et l'oignon en dés et faites-les revenir dans une poêle avec un filet d'huile d'olive extra vierge.

huile d'olive extra vierge pendant 3 minutes à feu modéré. Ajoutez 2 cuillères à café de concentré de tomate, une pincée de gros sel et 1 cuillère à café de cassonade. Ajouter les tomates San Marzano coupées en gros morceaux et cuire à feu doux, avec le couvercle, pendant une vingtaine de minutes ; si nécessaire, ajoutez une louche d'eau bouillante. Passer enfin au moulin à nourriture. Faites réduire la sauce dans une casserole pendant une dizaine de minutes en ajoutant quelques feuilles de basilic. Faites bouillir les rigatoni dans une abondante eau salée, égouttez-les al dente directement dans la casserole avec le concentré de tomates et terminez la cuisson en les faisant revenir quelques minutes. Coupez la tomate verte et les tomates cerises jaunes en 4 cubes et ajoutez-les aux pâtes avec les tomates cerises, les tomates dattes séchées et les pelures. Complétez avec du basilic et un filet d'huile.

SPAGHETTI ALLO SCOGLIO

Durée 1h 30min

ingrédients

4 portions

320 grammes de spaghettis

4 crevettes, 4 langoustines

2 calamars, 200 g de palourdes

200 g de moules

une gousse d'ail

Un verre de vin blanc

quelques cuillerées

de purée de tomates

persil haché

Huile d'olive vierge extra

sel, poivre frais

Préparation

Pour la recette des spaghettis aux fruits de mer, nettoyer les gambas et les langoustines, retirer les boyaux et conserver les têtes. Faire revenir les têtes coupées en deux dans un peu d'huile, verser la moitié du vin et couvrir d'eau froide ; laisser cuire au moins une heure. Filtrez et réservez le bouillon de crustacés. Hachez l'ail, faites-le revenir dans un peu d'huile, ajoutez les palourdes et les moules et laissez ouvrir en ajoutant le reste du vin. Conservez le liquide de cuisson et faites dorer rapidement les crevettes, les langoustines et les calamars, bien nettoyés et coupés en petits morceaux. Ajoutez le concentré de tomates, le jus de cuisson des palourdes et des moules, un peu de bouillon de crustacés et laissez cuire quelques minutes. Faites cuire les pâtes dans beaucoup d'eau salée, égouttez-les et terminez la cuisson dans la sauce, ajoutez le piment frais haché, le persil, les palourdes et les moules. Incorporer un peu d'huile et servir.

RISOTTO ET POIS,

SCAMPI ET CITRON

Durée 45 minutes

ingrédients

4 portions

400 g de petits pois frais en cosses

350 g de riz Carnaroli

12 morceaux de Scampi

1 morceau de branche de céleri

1 carotte

1 échalote, 1 citron

vin blanc sec, thym

Huile d'olive vierge extra

de gros sel

Préparation

Pour la recette du risotto aux petits pois, Scampi et citron, décortiquez les petits pois et récupérez-les petit à petit dans un bol d'eau froide ; gardez les gousses de côté. Décortiquez les crevettes : retirez les têtes ; puis, en tenant les queues entre vos doigts, utilisez des ciseaux pour faire une longue coupe au centre entre les jambes. Tournez la queue et coupez-la sur le dos de la même manière. Enfin, élargissez la carapace et retirez la queue en la tirant doucement en gardant les têtes et les coquilles. Préparez le bouillon : coupez le céleri, la carotte et 1/2 échalote en deux ; faites-les revenir dans une grande poêle dans une fine couche d'huile d'olive extra vierge; au bout de 5 minutes, ajoutez les gousses et faites-les frire pendant 5 minutes ;

ajoutez ensuite 1 litre d'eau et les coquilles de Scampi; cuire à feu très modéré pendant 20 minutes en veillant à ce qu'il n'atteigne jamais l'ébullition. Retirez les coquilles; mélanger grossièrement le bouillon et les légumes et enfin filtrer le bouillon au tamis. Faire griller le riz dans une casserole avec un filet d'huile pendant quelques minutes, ajouter 1/2 échalote hachée et déglacer avec 1/2 verre de vin blanc ; une fois le vin évaporé, faites cuire le riz pendant 12-13 minutes en le mouillant de temps en temps avec une louche de bouillon ; ajoutez ensuite les petits pois et une pincée de gros sel et terminez la cuisson dans 3-4 minutes supplémentaires. A la fin ajoutez quelques feuilles de thym, et le jus obtenu en écrasant les têtes de Scampi directement dans le risotto. Complétez avec les queues de Scampi coupées en dés ou entières, le zeste de citron râpé et servez.

ORECCHIETTE À LA TOMATE

Durée 45 minutes

ingrédients

6 portions

1 kg de tomates mûres

400 g de semoule remoulée

Semoule de céréales

1 gousse d'ail

sel, ricotta dure, basilic

Huile d'olive vierge extra

Préparation

Couper les tomates en croix; blanchissez-les dans l'eau pendant 30 secondes, égouttez-les, épluchez-les et coupez-les en petits morceaux en enlevant les graines. Faites-les cuire dans une poêle avec 3 cuillères à soupe d'huile et la gousse d'ail avec la pelure pendant 15-20 minutes ; retirer l'ail et le sel.

Pour les orecchiette Pétrir la semoule avec environ 220 g d'eau tiède salée, jusqu'à obtenir une pâte de consistance similaire à celle du pain : la quantité exacte d'eau à mélanger dépend de la qualité de la semoule. Divisez la pâte en pains (ø environ cm) et divisez-les en morceaux de 1 cm de long. Faites glisser chaque morceau sur le plan de travail bien fariné (l'idéal est d'utiliser une planche à pâtisserie en bois) avec un doigt ou un couteau à bout arrondi, puis retournez-le en donnant la forme classique des oreilles. Faites cuire les orecchiette dans beaucoup d'eau salée; égouttez-les lorsqu'ils remontent à la surface et assaisonnez-les avec la sauce tomate. Complétez avec beaucoup de ricotta râpée, de feuilles de basilic et servez.

CRÈME DE POIS AUX TOMATES ET SAUCE FRAMBOISE

Temps 1h

ingrédients

4 personnes

1,3 kg de petits pois frais

500 g de pommes de terre

200 g de tomates cerises datterin

125 g de framboises

10 g de cassonade, un demi oignon

Huile d'olive vierge extra

sel et poivre

Préparation

Coupez les dattes en petits morceaux et placez-les dans une casserole avec un filet d'huile. Ajoutez 100 g de framboises et la cassonade.

Salez et poivrez et laissez cuire 10 à 12 minutes. Mixez le tout au mixeur plongeant et filtrez jusqu'à obtenir une sauce onctueuse. Décortiquez 1 kg de petits pois. Épluchez les pommes de terre et coupez-les en tranches. Hachez l'oignon et faites-le revenir dans une casserole avec un filet d'huile pendant 3-4 minutes. Ajoutez les pommes de terre et couvrez-les d'eau, salez et poivrez; cuire environ 20 minutes. Ajouter les pois écossés et cuire encore 3-4 minutes. Mélangez les dosettes avec autant d'eau que nécessaire pour préparer un smoothie. Passez-le au tamis pour obtenir 200 g de jus. Ajoutez-le à la casserole et remuez pendant 1 à 2 minutes. Mixez le tout au mixeur plongeant pour obtenir une crème pas trop lisse. Servir avec la sauce, en complétant avec quelques framboises et le reste de petits pois crus écossés.

RISOTTO AUX AILES DE POULET ET BEURRE DE CAROTTE

Durée 1h 10min

+ 30 minutes de repos

ingrédients

4 personnes

Pour le beurre de carotte

200 g de carottes

70 g de beurre, sel

320 g de riz Carnaroli

4 ailes de poulet

1/2 échalote

grains de poivre noir

citron, romarin

marjolaine, persil

vin blanc sec

Fromage Parmesan râpé

Préparation

Épluchez les carottes et coupez-les en tranches. Mettez-les dans une casserole avec le beurre, 200 g d'eau et une pincée de sel. Laissez-les mijoter environ 20 minutes jusqu'à ce que l'eau soit complètement évaporée. Mixez les carottes et étalez la crème obtenue sur une plaque allant au four pour la laisser refroidir. Récupérez-le ensuite dans un bol et placez-le au réfrigérateur pendant au moins 30 minutes. Encore meilleur si vous préparez ce beurre la veille. Rincez les ailes et placez-les dans une casserole avec 1,3 litre de de l'eau, 200 g de vin blanc, 6-7 grains de poivre, un zeste de citron, une branche de romarin, de marjolaine et de persil. Porter à ébullition et cuire à feu moyen pendant environ 45 minutes. Retirez les ailettes et filtrez le bouillon. Hachez l'échalote et faites-la revenir dans une casserole avec une petite noix de beurre. Faites griller le riz, déglacez-le avec 1/2 verre de vin, puis ajoutez le bouillon fin. Cuire en ajoutant le bouillon petit à petit, en 16 minutes environ. Enfin, incorporez le beurre de carotte et 2 cuillères à soupe de parmesan râpé. Retirez la pulpe des ailes, hachez la viande et servez avec le risotto et les carottes râpées au goût.

MIXTE PÂTES ET MOULES AU LIME ET PIMENT

Temps 30 minutes

ingrédients

4 personnes

2 kg de moules nettoyées

320 g de pâtes courtes mixées

100g de pecorino râpé

2 gousses d'ail, 1 citron vert

le Chili

vin blanc sec

Huile d'olive vierge extra

sel et poivre

Préparation

Pour la recette de mélange de pâtes et moules au citron vert et piment, nettoyer et rincer les moules ; Mettez-les dans une poêle avec 3 cuillères à soupe d'huile, faites chauffer avec l'ail épluché et 1 piment haché. Mouillez-les avec un peu de vin blanc, couvrez-les et laissez cuire environ 5 à 6 minutes, jusqu'à ce que les coquilles soient ouvertes. Égouttez les moules et filtrez leur sauce. Rincez la poêle. Faire bouillir les pâtes dans de l'eau bouillante salée 2 minutes de moins que le temps de cuisson indiqué. Pendant ce temps, décortiquez les moules en en laissant une douzaine dans la demi-coquille, pour décorer les plats. Versez 2-3 louches de sauce aux moules dans la casserole et portez à ébullition. Ajouter les pâtes égouttées et terminer la cuisson en ajoutant les moules décortiquées à la fin. Mélangé avec le pecorino et servi avec les moules en demi-coquille, un peu de poivre moulu et le zeste de citron vert râpé.

RISOTTO ET CREVETTES

SAUCE AU POIVRE

Temps 1h

ingrédients

4 portions

350 g de riz Vialone nano

12 crevettes

4 poivrons rouges

une échalote

noisettes grillées

câpres marinées

huile d'olive extra vierge, sel

Préparation

Disposez les poivrons sur une plaque à pâtisserie recouverte de papier sulfurisé et faites-les cuire à 240°C pendant 25-30 minutes ; laissez-les refroidir, épluchez-les et coupez-les filets en enlevant les graines. Incorporez la sauce en gardant de côté quelques filets que vous utiliserez hachés comme garniture du plat. Épluchez l'échalote et hachez-la. Faites chauffer le riz dans une casserole avec une généreuse pincée de sel ; lorsqu'elle est chaude au toucher, ajoutez l'échalote, mélangez, versez une louche d'eau chaude et laissez cuire 8 à 10 minutes en rajoutant de l'eau si nécessaire (il faut qu'elle soit sèche à la fin). Étalez sur une plaque à pâtisserie et laissez refroidir. Décortiquez les crevettes et faites-les revenir dans une poêle avec un filet d'huile et une pincée de sel pendant une minute. Hachez grossièrement une douzaine de noisettes et 2 cuillères à soupe de câpres. Décortiquez le riz, ajoutez-le à la sauce au poivre, déposez dessus les crevettes et décorez de noisettes et de câpres hachées, de morceaux de poivre et, si désiré, de feuilles de câpres marinées et de marjolaine.

SPAGHETTI AVEC GUITARE AVEC PROJECTEURS

Temps 1h

ingrédients

4 portions

500 g de purée de tomates

300 g de pulpe de bœuf hachée

200 g de farine 0

200 g de rebroyé

farine de blé entier

60 g de fromage râpé

40 g de chapelure

4 œufs, sucre, muscade

lait, ail, oignon blanc

Huile d'olive vierge extra

sel et poivre

Préparation

Mélangez les deux farines, ajoutez-les aux œufs et laissez reposer le mélange à couvert pendant 30 minutes. Farinez le plan de travail et étalez la pâte jusqu'à obtenir une épaisseur de 2 mm. Étalez la pâte sur la guitare et pressez-la bien contre les cordes à l'aide d'un rouleau à pâtisserie, obtenant ainsi des spaghettis. Étalez-les sur une plaque en les saupoudrant d'un peu de farine de blé dur pour éviter qu'elles ne collent. Dans une casserole, faites revenir un demi-oignon émincé et une gousse d'ail écrasée avec la pelure dans 3 cuillères à soupe d'huile pendant 2-3 minutes. Ajoutez le concentré de tomates, un verre d'eau, du sel et une pincée de sucre et poursuivez la cuisson 25-30 minutes.

Faites tremper la chapelure dans 5 cuillères
à soupe de lait, pressez-la bien et ajoutez-la à
la viande hachée et au fromage râpé ; ajoutez
une généreuse râpe de muscade, du sel et du
poivre et mélangez bien. Formez des boules
de la taille d'olives et faites-les cuire petit à
petit dans une grande poêle avec 4 cuillères à
soupe d'huile chaude pour 1-2 personnes, en
remuant pour les rôtir uniformément.
Assaisonnez les boulettes avec la moitié de la
sauce tomate. Cuire les spaghetti alla guitar
dans une abondante eau bouillante salée
pendant 4 à 5 minutes ; égouttez-les al dente
et assaisonnez-les dans une poêle avec le
reste de sauce tomate. Disposer les spaghettis
sur des assiettes, garnir de boules et
assaisonner au goût avec du pecorino râpé et
du poivre.

RISOTTO ALL'ABETE ROSSO

Durée 40 minutes

ingrédients

4 personnes

320 g de riz Carnaroli

300 g de brins de sapin

rouge frais (Picea abies)

100 g de parmesan

50 g de beurre frais

20 g de jus de citron

Huile d'olive vierge extra

sel

Préparation

Pour la recette du risotto aux épicéas, portez à ébullition 2 litres d'eau et plongez-y la moitié des brins d'épicéa, faites-les bouillir pendant 8 à 10 minutes, puis éteignez et laissez infuser pour obtenir un bouillon. Hachez le reste des brins et extrayez le jus avec un extracteur. Il sera un peu difficile à extraire en raison de la partie plus boisée, mais en le passant plusieurs fois et en ajoutant environ 300 g d'eau, vous obtiendrez un jus onctueux. Alternativement, mixez uniquement les aiguilles avec un mixeur plongeant en ajoutant 300 g d'eau puis passez au tamis fin recouvert d'une étamine. Gardez les résidus de côté, étalez-les sur une plaque à pâtisserie recouverte de papier sulfurisé et séchez-les au four.

au four pendant 4-5 heures à 45°C ou au déshydrateur : vous pouvez les utiliser pour parfumer une pizza ou pour préparer un sel aromatique. Faites chauffer une casserole avec un filet d'huile, versez le riz et faites-le griller avec une pincée de sel pendant au moins 1 à 2 minutes : lorsque les grains sont chauds, il est temps de commencer à verser le bouillon de sapin en l'alternant un peu. à la fois avec l'extrait (en réserver quelques cuillerées pour finir à la fin). Faites cuire le riz pendant 13 à 14 minutes en remuant constamment, puis retirez du feu et incorporez le beurre, le parmesan râpé et quelques gouttes de jus de citron. Garnir de quelques gouttes d'extrait d'épicéa et servir immédiatement.

ENTONNOIRS À SEMOULE
AU RAGU

Temps 55 minutes

ingrédients

4 personnes

400 g de broyé

farine de blé dur

300 g de purée de tomates

250 g de pulpe de bœuf hachée

150 g de vin blanc

100 g de jambon cru haché

50 g d'huile de graines

2 branches de céleri

2 carottes, 2 oignons

sel et poivre

Préparation

Pour la recette des entonnoirs de semoule au ragù, mélangez la semoule avec 400 g d'eau à température ambiante pendant 10 minutes. Laisser reposer 20 minutes, puis étaler la pâte au rouleau à pâtisserie ou à la machine à pâtes sur une épaisseur de 2 mm. A l'aide d'un emporte-pièce ou d'un petit verre (ø 4 cm), découpez des disques. Prenez-les dans votre main et pincez les deux extrémités entre votre index et votre pouce en laissant un petit trou pour créer une sorte de petit entonnoir. Laisser sécher. Hachez finement le céleri, les carottes et les oignons et faites-les revenir dans l'huile végétale, puis ajoutez la viande hachée et le jambon.

Faites dorer quelques minutes, ajoutez le vin blanc et laissez sécher. Ajoutez le concentré de tomates, 500 g d'eau et beaucoup de poivre. Dès que le mélange bout, baissez le feu et laissez cuire à couvert, à feu doux, pendant 20 minutes. Salez seulement en fin de cuisson : faites cuire les entonnoirs dans beaucoup d'eau salée, égouttez-les, assaisonnez-les avec le ragù et servez chaud.

SPAGHETTI AUX CREVETTES ET NOIX DE COCO

Temps 10 minutes

ingrédients

4 portions

250 grammes de spaghettis

50 g de beurre

30g de noix de coco râpée

16 morceaux de crevettes

Huile d'olive vierge extra

herbes et fleurs

sel

Préparation

Pour la recette des spaghettis aux crevettes et à la noix de coco, faites cuire les spaghettis 5 minutes dans de l'eau bouillante salée. Pendant ce temps, retirez les têtes de crevettes et écrasez-les dans une passoire en récupérant le jus. Décortiquez les queues et assaisonnez-les avec un filet d'huile. Faites fondre le beurre dans une casserole et émulsionnez-le avec une louche d'eau de cuisson des pâtes. Égouttez les spaghettis et faites-les revenir dans la poêle avec le beurre. Disposez-les dans des assiettes et assaisonnez-les avec le jus de crevettes, les crevettes crues, la noix de coco râpée et les herbes aromatiques.

TIMBALE DE MACARONI FARCIS

Durée 1h 20 min

Ingrédients, 4 personnes

300 g de pulpe de veau hachée

250 g de macaronis

30 g de pecorino râpé

10 fines tranches d'Emmental

3 oeufs, 1 oignon

Fromage Parmesan râpé

beurre, feuille de laurier

concentré de tomate, bouillon de légumes

huile d'olive extra vierge, sel et poivre

Préparation

Pour la recette de macaronis farcis à la timbale, préparez le ragù comme dans la poêle traditionnelle :

Faites revenir l'oignon, mélangez la viande avec du sel et du poivre, ajoutez le vin, puis ajoutez 1 cuillère à soupe de concentré, le bouillon et laissez cuire 1 heure. Faites bouillir les macaronis, égouttez-les 2 minutes avant la fin de la cuisson et assaisonnez-les avec 20 g de beurre. Battez les œufs avec le pecorino, le sel, le poivre et 2 cuillères à soupe de bouillon. Hachez le ragù au cutter pour le rendre plus fin et mélangez-le avec un tiers du mélange d'œufs. Versez-le dans une poche à douille avec une ouverture aussi large qu'un macaroni. Beurrer 2 moules (ø 12 cm) et réaliser une couche de tranches de fromage, puis ajouter 2 cuillères à soupe de mélange aux œufs. Disposez les macaronis verticalement dans les moules, répartissez le reste du mélange d'œufs, puis remplissez les macaronis avec le ragù. Saupoudrer de parmesan et enfourner à 190°C pendant 10-15 minutes.

BUCATINI À LA RICOTTA, CITRON ET CÂPRES

Temps 10 minutes

ingrédients

4 portions

350 g de bucatini

250 g de ricotta fraîche

50 g de gressins au sésame

câpres marinées

Citronnelle

Huile d'olive vierge extra

Citron

sel et poivre

Préparation

Pour la recette des bucatini à la ricotta, citron et câpres, faites cuire les pâtes dans de l'eau bouillante salée. Émietter la moitié de la ricotta dans une poêle avec 3 cuillères à soupe d'huile, du poivre et 1 louche d'eau de cuisson des pâtes. Ajoutez 2 cuillères à soupe de câpres égouttées et le zeste râpé d'1 citron. Cassez les gressins au sésame en morceaux. Égouttez les pâtes et mélangez-les dans la poêle avec la ricotta. Servir en ajoutant le reste de la ricotta, des gressins émiettés, du zeste de citron râpé, un filet d'huile brute et des feuilles de citronnelle.

DEMI PENNE AU CITRON, MOUTARDE ET ANCHOIS

Temps 15 minutes

ingrédients

4 portions

350 g de demi-penne

50 g de beurre

6 filets d'anchois

2 cuillères à café de moutarde

un citron

une cuillerée de câpres dessalées

sel et poivre

Préparation

Pour la recette des mezze penne au citron, moutarde et anchois, faites cuire les pâtes dans de l'eau bouillante salée. Pendant ce temps, préparez dans un bol la moutarde, le beurre, le zeste râpé d'un demi citron, 4 anchois hachés et le poivre du moulin. Égouttez les pâtes, versez-les dans le bol et mélangez. Préparez les plats et ajoutez le reste des anchois hachés, les câpres et les morceaux de pulpe de citron. Garnir selon vos envies : nous avons ajouté quelques feuilles d'aneth et un peu de piment.

GNOCCHI D'ORTIS

À LA TOMATE

Temps 1h

ingrédients

4 portions

500 g de farine 0

400 g d'orties

350 g de purée de tomates

4 œufs, sauge, basilic, sel et poivre

Huile d'olive vierge extra

Préparation

Pour la recette des gnocchis tomates et orties, faites cuire la purée de tomates à feu doux avec quelques cuillères d'huile et une pincée de sel. Éteignez après 18-20 minutes, ajoutez un généreux brin de feuilles de basilic et un peu de sauge

feuilles, couvrir et laisser infuser 5 minutes.
Pour les gnocchis, épluchez les orties,
blanchissez-les 1 minute dans de l'eau
bouillante salée, égouttez-les et essorez-les
bien : selon la pression que vous aurez
exercée vous obtiendrez un mélange plus ou
moins humide. Mixez avec un mixeur
plongeant, puis mélangez-les avec la farine,
les œufs et une pincée de sel, et vous
obtiendrez une pâte molle. Divisez-le en
pains de quelques centimètres de diamètre ;
coupez-les en morceaux de 2 cm et façonnez
les gnocchis en les frottant avec les dents de
la fourchette. Répartissez-les sur le plan de
travail fariné. Faites bouillir les gnocchis
dans une abondante eau bouillante salée
pendant 10 à 12 minutes. Égouttez et
assaisonnez avec de la purée de tomates et du
poivre fraîchement moulu. Décorez selon vos
envies avec des feuilles de sauge.

RIGATONI AUX POIVRONS, CREVETTES ET NOISETTES

Temps 1h

ingrédients

6 portions

500 g de rigatoni géants

100 g de pecorino râpé

100 g de latté macchiato

50 g de noisettes grillées

12 queues de crevettes

3 gros poivrons rouges

Huile d'olive vierge extra

esprit, vente

Préparation

Disposez les poivrons sur une plaque à pâtisserie recouverte de papier sulfurisé et enfournez à 250°C pendant environ 30 minutes. Sortez les E du four, laissez-les refroidir, puis épluchez-les, ôtez les graines et mixez les 2/3 avec un peu de sel. Gardez la crème au chaud. Pour la crème de pecorino, porter le lait à ébullition, retirer du feu, ajouter le pecorino et bien mélanger jusqu'à dissolution complète ; mixez enfin jusqu'à obtenir une crème onctueuse. Gardez-le au chaud. Décortiquez les queues de crevettes, retirez le boyau et coupez-les en morceaux. Coupez le reste des poivrons en carrés. Pour les pâtes, faire bouillir les rigatoni dans de l'eau bouillante salée, égoutter et assaisonner avec un filet d'huile, les carrés de poivre et les morceaux de gambas. Répartissez les deux crèmes dans les assiettes, disposez les pâtes, mélangez délicatement et ajoutez les noisettes concassées et les feuilles de menthe.

RISOTTO DE PERSIL AUX FLEURS, CITROUILLE, MOULES ET PALOURDES

Durée 1h 50min

ingrédients

4 portions

300 g de riz Carnaroli

300 g de palourdes

300 g de moules nettoyées

150 g de persil

8 fleurs de courgettes

1 gousse d'ail

vin blanc sec

citron, bouillon de légumes

sel et poivre

Huile d'olive vierge extra

Préparation

Pour la recette du risotto persil aux moules et palourdes, égouttez les palourdes dans l'eau salée pendant 1 heure en changeant l'eau au bout de 30 minutes. Ouvrir ensemble les palourdes et les moules dans une casserole avec un filet d'huile, du poivre moulu et 1 gousse d'ail. Filtrez leur liquide de cuisson dans une passoire fine recouverte de papier absorbant. Décortiquez les moules et les palourdes en gardant de côté quelques-unes des plus belles coquilles pour la garniture.

Nettoyez le persil, blanchissez les feuilles quelques minutes à l'eau salée, égouttez-les, essorez-les légèrement et mixez jusqu'à obtenir une crème. Faire griller le riz dans une casserole graissée avec un filet d'huile et une bonne pincée de sel pendant 1 minute ; Ajoutez un demi-verre de vin et laissez cuire 15-17 minutes en l'humidifiant de temps en temps avec 1 louche de bouillon de légumes et enfin avec 1 louche de liquide de coquilles. Mélangez le risotto avec 3 cuillères à soupe d'huile et la crème de persil ; ajoutez 4 fleurs de courgettes coupées en lamelles. Répartir le riz dans les assiettes, compléter avec toutes les moules et palourdes, les pétales de fleurs de courgettes restantes et le zeste de citron râpé.

PENNE AUX ASPERGES, BEURRE ET AMANDES

Temps 30 minutes

ingrédients

4 portions

850 g d'asperges

350 g de mezze penne rigate

70 g d'amandes effilées

30 g de beurre

marjolaine, sel

Préparation

Pour la recette des penne aux asperges, beurre et amandes, nettoyez les asperges en retirant la peau fibreuse à l'aide d'un épluche-pomme de terre. Égouttez-les 4 à 5 minutes dans l'eau bouillante.

Refroidissez dans l'eau et la glace, puis coupez les tiges en morceaux en gardant les pointes intactes. Faire fondre le beurre dans une grande poêle; ajoutez les amandes, faites-les revenir 30 secondes, puis ajoutez les rouleaux d'asperges et la marjolaine hachée. Faites bouillir les penne, égouttez-les al dente et ajoutez-les dans la poêle avec la sauce. Faites revenir le tout pendant 1 à 2 minutes en ajoutant, si nécessaire, quelques cuillères à soupe d'eau de cuisson. Enfin, ajoutez des suggestions. Servir les pâtes bien chaudes, garnies de parmesan râpé si désiré.

CARBONARA AVEC SEISE ASPERGES ET SPECK

Durée 40 minutes

ingrédients

4 personnes

800 g d'asperges blanches

200 g de seiche nettoyée

8 tranches de speck

2 jaunes d'œufs

piment, citron

bouillon de légumes

Huile d'olive vierge extra

huile de graines, aneth, sel

Préparation

Préparez une mayonnaise épicée : fouettez les 2 jaunes d'œufs en ajoutant lentement 150 g d'huile d'olive extra vierge en alternant avec 150 g d'huile de graines. Transférez la mayonnaise dans un bol, ajoutez 20 ml de bouillon de légumes, un peu de jus de citron et une pincée de piment haché, mélangez bien et assaisonnez de sel. Faites chauffer une poêle avec beaucoup d'huile de graines et faites revenir les tranches de speck coupées en deux jusqu'à ce qu'elles soient croustillantes. Égouttez-les sur du papier absorbant et cassez-les en moitié en miettes, en les frottant sur une feuille de papier absorbant pour bien enlever la graisse ; réserver les 8 autres morceaux pour la garniture finale. Faire revenir les seiches dans de l'huile d'olive extra vierge à feu vif avec une pincée de piment pendant 1 minute

ajoutez un peu de jus de citron et une pincée de sel et éteignez. Laissez-les refroidir et coupez-les en fines lanières. Nettoyez les asperges, retirez la dernière partie de la tige et coupez-les d'abord en fines tranches dans le sens de la longueur avec une mandoline ou un épluche-pomme de terre, puis en bandes verticales, en les faisant ressembler à des spaghettis. Faites-les bouillir dans de l'eau bouillante salée pendant 3 minutes. Égouttez-les sur du papier absorbant. Mélangez la seiche et les asperges et assaisonnez-les avec la mayonnaise en gardant quelques cuillères de côté ; ajoutez du sel si nécessaire. Répartir la carbonara dans les assiettes, compléter avec les miettes de speck, les feuilles d'aneth et le reste de mayonnaise ; garnir chaque plat de tranches de speck, apporter à table et servir.

FETTUCCINE ET SCAMPI SUR CRÈME D'ASPERGES

Durée 50 minutes

ingrédients

4 portions

400 g de fettuccines fraîches

200 g de concombres

200 g de petits pois frais écossés

120 g d'épinards nouveaux

12 langoustines

11 asperges vertes

1 pc citron vert, bouillon de légumes

Huile d'olive vierge extra

vente, poivre

Préparation

Pour la recette des fettuccines et langoustines sur crème d'asperges, épluchez les concombres, réservez la peau et coupez-les en morceaux. Marina Teli avec 2 cuillères à soupe d'huile, une pincée de sel, un peu de poivre moulu et le jus d'1/2 citron vert pendant 30 minutes. Blanchir les écorces de concombre quelques secondes dans de l'eau bouillante salée ; égouttez-les et, dans la même eau, blanchissez les petits pois pendant 2-3 minutes. Nettoyer les asperges et les cuire 3 avec 1 verre de bouillon pendant 5 minutes ; Salez et mixez pour obtenir une crème. Coupez les asperges restantes dans le sens de la longueur en fins bâtonnets. Décortiquez les langoustines, retirez le boyau foncé et faites-les dorer dans une poêle graissée avec un filet d'huile, pendant 30 secondes ; salez et poivrez et libérez la poêle. Faites bouillir les fettuccines dans beaucoup d'eau salée jusqu'à ce qu'elles flottent à la surface. Pendant ce temps, dans la même poêle que les langoustines, faites cuire les épinards, les bâtonnets d'asperges et les écorces de concombre avec le jus d'1/2 citron vert, 2 cuillères à soupe d'eau de cuisson des fettuccines, une pincée de sel et un peu de poivre moulu. 2-3 minutes. Assaisonnez les fettuccine avec la crème d'asperges et répartissez sur les assiettes, complétez avec les langoustines, tous les légumes, les petits pois, les morceaux de concombre mariné et le zeste de citron vert râpé.

RECETTES
DEUXIÈME PLATS

RAGOÛT DE POISSON ET CRÈME DE COURGETTES AU SCAPECE

Durée 1h 30min

ingrédients

4 personnes

La crème de courgette

250 g de bouillon de poulet

5 courgettes

1/2 échalote

pommes de terre, menthe

vinaigre de vin blanc

Huile d'olive vierge extra

sel et poivre, le ragoût

100 g de filets de rouget

100 g de filet de thon

100 g de filet de bar, 4 coquilles Saint-Jacques, 4 crevettes

4 langoustines, 4 palourdes, 4 moules

1 gousse d'ail, persil, sel

Huile d'olive vierge extra

Préparation

Épluchez les courgettes, retirez la partie avec les graines et coupez-les en morceaux. Dans une casserole, faites revenir l'échalote hachée et un morceau de pomme de terre finement haché, ajoutez les courgettes et laissez-les parfumer. Arrosez-les d'un peu de vinaigre, puis ajoutez le bouillon de poulet chaud. Assaisonner de feuilles quelques minutes et cuire 20 minutes. Mélangez le tout en ajoutant du sel et du poivre et en ajoutant lentement 2-3 cuillères à soupe d'huile (pour une sauce plus verte, éplucher les courgettes et blanchir les pelures dans l'eau bouillante salée ; poursuivez la recette en coupant les courgettes pelées en cubes. Au moment de mixer pour obtenir la sauce, ajoutez les écorces blanchies (si vous la voulez très veloutée, passez-la au tamis). Mettez l'ail épluché dans une casserole avec un filet d'huile et un peu de persil. Lorsque l'huile est chaude, ajoutez les moules et couvrez. Mouiller avec une goutte d'eau et couvrir à nouveau. Retirez les moules de la poêle dès leur ouverture. Répétez l'opération avec les palourdes. Nettoyez tous les poissons et coupez-les en petits morceaux. Crevettes décortiquées, langoustines et pétoncles. Arrosez-les d'un filet d'huile et égouttez-les 3-4 minutes dans une poêle chaude, saupoudrés d'une pincée de sel. Servir les poissons, mollusques et crustacés sur le plat.

PAIN DE VIANDE AU POISSON AU BROCOLI, HERBES AROMATIQUES

Temps 1h

ingrédients

6-8 personnes

580 g de filet de cabillaud nettoyé

120 g de touffes de brocoli

4 blancs d'œufs

baies de coriandre, poivre vert

aneth, ciboulette, sel

Préparation

Pour la recette du Pain de viande de poisson aux brocolis et herbes aromatiques, blanchissez les touffes de brocoli dans l'eau bouillante salée pendant 1 minute et égouttez-les.

Nettoyez la morue des arêtes restantes, coupez-la en petits morceaux et ajoutez les blancs d'œufs et une pincée de sel. Mixez le tout jusqu'à obtenir une masse légèrement collante. Aromatisé à la coriandre moulue et au poivre vert. Ajoutez les touffes de brocoli au mélange, après les avoir tamponnées avec du papier absorbant, pour les sécher un peu. Ajoutez également un brin d'aneth haché ainsi qu'un peu de ciboulette. Étalez le mélange sur une couche de feuilles de papier d'aluminium superposées adaptées à la cuisson. Enroulez-le à l'aide du film jusqu'à obtenir un boudin. Attachez-le aux extrémités avec de la ficelle de cuisine et faites cuire le pain de viande à la vapeur pendant 45 minutes. Accompagné au goût d'une polenta moelleuse, que vous pouvez préparer en cuisant 50 g de farine de polenta jaune dans 500 g de bouillon de poisson bouillant. Mélangez ensuite avec du beurre, du sel, du poivre et de la coriandre, les mêmes herbes utilisées pour le pain de viande.

ESCALOPE DE PERCHE
ET TAPIOCA

Durée 40 minutes

ingrédients

6 personnes par portions

6 filets de perches

300 grammes de tomates

120 g de perles de tapioca

farine de maïs

blanc d'oeuf

concentré de tomate

Sel au basilic

Huile d'arachide

Préparation

Pour la recette de l'escalope de perche et tapioca, coupez les tomates cerises en petits morceaux et mixez-les. Récupérez la pulpe dans une passoire recouverte d'un torchon, déposez-la sur un récipient et laissez-la égoutter jusqu'à obtenir 100 g d'eau de tomate. Faites cuire le tapioca dans 300 g d'eau bouillante salée. Lorsque les perles de tapioca commencent à gonfler et deviennent légèrement transparentes, ajoutez l'eau de tomate et laissez cuire 15 à 20 minutes. Pendant ce temps, panez les filets de poisson en les trempant dans la farine de maïs, puis dans 1 blanc d'oeuf battu et encore dans la farine de maïs. Faites-les frire dans l'huile d'arachide chaude pendant 2 minutes de chaque côté. Mélangez la purée de pulpe de tomate avec 1 cuillère à soupe de concentré pour obtenir une sauce. Servir les filets frits dans la soupe au tapioca et compléter avec de la sauce tomate et des feuilles de basilic frais.

FLES AUX CÈPES ET POMMES DE TERRE

Temps 1h

ingrédients

6 portions

6 petites pommes de terre jaunes

150 g de cèpes

30 g de parmesan

2 morceaux d'échalotes, beurre

feuilles de laurier, marjolaine

savoureux, sage

romarin, vin rouge

concentré de tomate

Huile d'olive vierge extra

sel et poivre

Préparation

Pour la recette du flan de pommes de terre, épluchez les pommes de terre et lavez-les dans un bol jusqu'à ce que l'eau soit claire, pour éliminer un peu de fécule. Coupez les pommes de terre en tranches régulières de 3 à 4 mm d'épaisseur. Massez avec un filet d'huile, étalez-les sur une plaque recouverte de papier sulfurisé et salez-les légèrement. Nettoyez les cèpes, coupez-les en tranches régulières, répartissez-les dans la poêle avec les pommes de terre et assaisonnez-les d'un filet d'huile. Cuire au four à 220°C pendant 15 minutes. Beurrer 6 moules à muffins (ø 7 cm) et tapisser le fond de 6 disques de papier sulfurisé qu'il faudra également beurrer. Hachez finement un brin de marjolaine, de sarriette et un brin de romarin et mélangez-y le parmesan râpé. Sortez les pommes de terre et les cèpes du four et assemblez chaque flan en répartissant une

une couche de pommes de terre, une de parmesan aux herbes et une de cèpes dans chaque moule, répéter les trois couches et terminer par du parmesan et une noix de beurre ; enfourner à 180-190°C pendant une dizaine de minutes. Préparez la sauce : épluchez l'échalote, coupez-la en deux et faites-la revenir dans une casserole avec une noix de beurre, un brin de sauge, quelques feuilles de laurier, une pincée de sel et un grain de poivre. Lorsque l'échalote commence à grésiller, ajoutez 1 verre de vin rouge et laissez évaporer ; ajoutez 1 cuillère à café de concentré de tomate et laissez cuire 10 minutes ; retirez enfin les herbes aromatiques et mixez jusqu'à obtenir une sauce onctueuse et homogène. Servir les flans avec la sauce ; accompagné selon goût de cèpes sautés à la poêle avec une noix de beurre.

SALTIMBOCCA DE PORC À LA CRÈME D'AUBERGINES

Temps 1h

ingrédients

4 personnes

600 g1 aubergine violette

450g 4 tranches de vrai porc

120 g de chapelure

30 g de fenouil

persil, basilic

Huile d'olive vierge extra

sel à l'ail

Préparation

Pour la recette du saltimbocca de porc à la crème d'aubergines, hachez le fenouil et hachez également finement les tiges. Faites chauffer 4 cuillères à soupe d'huile dans une grande poêle avec 1 gousse d'ail dans sa peau ; ajoutez le fenouil haché, mélangez et laissez cuire 1 minute, puis retirez l'ail, salez et ajoutez la chapelure. Laisser parfumer encore 30 secondes sur le feu, puis éteindre le feu et laisser refroidir. Battre les tranches de viande en les réduisant à une épaisseur de 3-4 mm ; répartissez 1 cuillère à soupe de pain au fenouil sur la moitié de chaque tranche, puis refermez-les dans un portefeuille. Étalez un peu plus de chapelure sur la surface des saltimbocca, fermez-les avec un cure-dent et assaisonnez-les avec un filet d'huile. Faites-les cuire sur un grill chaud pendant 8 à 9 minutes, retournez-les et poursuivez la cuisson encore 5 à 6 minutes en ajoutant du sel. Coupez l'aubergine en deux et coupez-la en forme de losange coupez-le, huilez-le bien et faites-le cuire dans une poêle antiadhésive très chaude à feu modéré, avec un couvercle, pendant 10-12 minutes, puis retournez les deux moitiés et poursuivez la cuisson encore 10 minutes. jusqu'à ce que la pulpe soit molle (vérifier avec la pointe d'un couteau). Éteignez et laissez refroidir avec la casserole couverte. Retirez la pulpe des moitiés d'aubergines et mixez la pulpe au mixeur plongeant en ajoutant l'eau dégagée dans la casserole lors de la cuisson, 1 cuillère à soupe de persil haché, quelques feuilles de basilic déchirées, une pincée de sel, 1 gousse d'ail et 2 cuillères à soupe. d'huile. Servir la saltimbocca, même à température ambiante, avec la purée d'aubergines, en accompagnant, si désiré, d'une salade de tomates cerises, basilic et fenouil.

RAGOÛT DE POULET, VEAU, CHAMPIGNONS DE CHAMPIGNONS

Temps 1h

ingrédients

8 portions

400 g de poitrine de poulet

400 g de mégatello ou pointe de veau

250 g de champignons de Paris

240 g de haricots cannellini bouillis

deux branches de céleri blanc

un oignon, du vin blanc

graines de cumin

poudre de cannelle

graines de fenouil

fenouil frais, poivre

Poudre de noix de muscade

Huile d'olive vierge extra

sel et poivre

Préparation

Pour la recette du ragoût de poulet, veau et champignons, coupez le blanc de poulet et le veau en cubes d'environ 2 cm. Épluchez le céleri et l'oignon, coupez-les en petits cubes et faites-les revenir 6 à 7 minutes avec un filet d'huile dans une grande poêle qui contiendra ensuite tout le reste. Nettoyez les champignons de Paris, retirez les tiges et les résidus terreux, lavez-les brièvement et émincez-les ; ajoutez-les dans la poêle avec l'oignon et le céleri avec une pincée de sel et poursuivez la cuisson 10 minutes. Faites revenir les cubes de viande dans une poêle avec un filet d'huile et une pincée de sel pendant environ 10 minutes :

pour faciliter le brunissement, récupérer tout
liquide libéré ; versez-le dans la poêle avec
les champignons pour les parfumer. Mouiller
la viande avec 1/2 verre de vin et laisser
évaporer 1 minute. Transférez le tout dans la
marmite avec les champignons, couvrez
d'eau, ajoutez une pincée de toutes les épices
(en dosant au goût), salez et poivrez, et
laissez cuire doucement encore 20 minutes en
ajoutant à la fin les haricots cannellini
égouttés. Répartir le ragoût dans des
assiettes, compléter avec le fenouil frais
haché et les tranches de piment, puis servir.

BROCHETTES DE BAR ET COURGETTE

Temps 50 minutes

ingrédients

4 personnes

600 g de filets de bar

350 g 1 grosse courgette

70 g de pain pour sandwichs

citron, ail

Poivre

piment frais

Grana Padano Dop

persil haché

Huile d'olive vierge extra

sel et poivre

Préparation

Pour la recette des brochettes de bar et courgettes, écailler les filets de bar, les parer côté ventre et retirer les arêtes. Coupez les filets en 4 pastilles de chacun et assaisonnez-les avec un filet d'huile. Mixez le pain, sans les bords, avec 1 cuillère à café de zeste de citron râpé, 1 cuillère à soupe de parmesan râpé, 1 cuillère à soupe de persil haché, une pincée de sel, un peu de poivre moulu et 1 cuillère à soupe d'huile. Coupez les courgettes en quatre quartiers dans le sens de la longueur et retirez les graines centrales ; puis coupez chaque segment en 5 parties. Passer les pastilles de bar dans la chapelure. Préparez les brochettes en alternant le poisson et les courgettes sur la brochette, de manière à avoir 6 morceaux de bar et 5 courgettes sur chaque brochette, bien serrés l'un contre l'autre. Lieu les brochettes dans un plateau en les gardant rapprochées ; Étalez un peu plus de chapelure dessus, puis retournez-les et répartissez le reste de chapelure en appuyant avec les mains pour bien la faire adhérer. Faites cuire les brochettes sur une plaque chauffante pendant 3 minutes, retournez-les et poursuivez la cuisson encore 3 minutes. Préparez une vinaigrette en faisant chauffer 2 cuillères à soupe d'huile avec 2-3 gousses d'ail ; ajoutez 1 cuillère à soupe de persil haché, 1/2 cuillère à soupe de poivrons coupés en dés et quelques tranches de piment, mélangez pour parfumer, éteignez et laissez refroidir. Répartir l'assaisonnement sur les brochettes et servir.

TRANCHE DE SAUMON E CRÈME SÛRE À LA MOUTARDE

Durée 35 minutes

ingrédients

6 personnes par portions

600 g de filet de saumon

200 grammes de crème

moutarde de blé

6 g de tranches de pain maison

Marjolaine

concombre, citron

feuilles de câpre

Huile d'olive vierge extra

sel de poivre rose

Préparation

Pour la recette du pavé de saumon et crème sure à la moutarde, graissez les tranches de pain avec un filet d'huile, salez-les et faites-les griller à la poêle quelques minutes de chaque côté. Étalez une feuille de papier aluminium, posez une feuille de papier sulfurisé dessus et disposez enfin le pavé de saumon. Assaisonner avec le jus d'1/2 citron, le poivre rose, la marjolaine et 5-6 feuilles de câpres. Fermez le papier d'aluminium et enfournez à 200°C pendant environ 15 minutes. Fouettez la crème au fouet à main avec une pincée de sel, 1 cuillère à café de jus de citron et 1 cuillère à soupe de moutarde en grains. Servir le saumon avec du pain grillé, de la crème sure et des tranches de concombre.

POULPE EN SALADE

Durée 1h 30min

+ 30 minutes de marinage

ingrédients

4 personnes

600 g 1 poulpe frais

1 oignon

1 branche de céleri

1 carotte, vinaigre

1 gousse d'ail

Huile d'olive vierge extra

sel et poivre

tomates cerises

Préparation

Pour la recette traditionnelle de salade de poulpe, portez à ébullition une casserole d'eau avec l'oignon entier, le céleri et la carotte. A ébullition, plongez le poulpe et retirez-le immédiatement après ; répétez l'opération 3 à 4 fois, pour recourber les tentacules ; puis plongez-le complètement et laissez cuire 40 minutes. Éteignez et laissez refroidir la pieuvre dans son eau. Égouttez-le et coupez-le en petits morceaux en gardant quelques-unes des plus belles boucles. Assaisonnez-le avec 3 cuillères à soupe de vinaigre et la gousse d'ail pelée, épépinée et hachée. Laisser mariner 30 minutes. Assaisonnez-le enfin avec de l'huile, du sel, du poivre et du persil haché. Accompagnez-le, si vous le souhaitez, de quelques tomates cerises coupées en quartiers.

LOTTE ET RAISINS ROUGES

Durée 1h 20min

ingrédients

6 personnes par portions

1,5 kg de tranche de lotte

200 grammes de bacon

fumé en fines tranches

500 g de raisins rouges

vin blanc sec

Thym, beurre

sel, poivre, sauge

Préparation

Pour la recette de lotte et raisins rouges, désossez le pavé de poisson en pratiquant une incision le long de l'os central, puis retirez-le. Envelopper le steak désossé dans les tranches de bacon en les superposant légèrement ; Disposez la lotte dans un plat allant au four ou en plat allant au four, parfumez d'un brin de sauge, salez et poivrez et faites cuire à 180°C au four ventilé pendant environ 30 minutes. Lavez ensuite les raisins, ajoutez-les dans la poêle avec 1/2 verre de vin blanc et poursuivez la cuisson encore une dizaine de minutes. Si vous souhaitez vérifier davantage la cuisson, utilisez un thermomètre à sonde pour mesurer la température à coeur : elle doit avoir atteint 64°C. Transférez la lotte dans une assiette de service, couvrez-la de papier aluminium et laissez-la reposer quelques minutes. Portez sur le feu la casserole avec le liquide de cuisson et les raisins. Laisser réduire légèrement la sauce, ajouter une noix de beurre et émulsionner. Servir les pavés de lotte nappés de la sauce et compléter de quelques feuilles de sauge et d'un peu de thym.

OIGNONS TROIS COULEURS AUX POIS CHICHES, PAIN ET FRUITS SECS

Durée 1h 30min

ingrédients

4 personnes

200 g de pois chiches bouillis

60 g de pain complet

30 g de pignons de pin

30 g de pistaches

30 tomates séchées à l'huile

2 oignons rouges

2 oignons cuivrés

2 oignons blancs

Huile d'olive vierge extra

sel, poivre, feuille de laurier

Préparation

Pour la recette des oignons tricolores aux pois chiches, pain et fruits secs, faites bouillir les oignons avec leur peau dans de l'eau bouillante salée pendant 20 minutes, puis égouttez-les. Coupez les bouchons et videz-les. Hachez toute la pulpe obtenue et faites-la revenir dans une poêle avec 3-4 cuillères à soupe d'huile et les dés de pain pendant quelques minutes. Ajoutez également les pois chiches égouttés, 2 feuilles de laurier, salez et poivrez et laissez cuire 3-4 minutes. Ajoutez également les pignons de pin et les pistaches et laissez cuire encore 2 minutes.

Éteignez et mixez le tout dans le cutter en le secouant, de manière à obtenir une garniture grossière. Ajoutez encore 2 cuillères à soupe d'huile et assaisonnez de sel et de poivre. Farcir les oignons avec la garniture et ajouter également les tomates cerises en alternant avec la garniture. Graisser avec un filet d'huile et cuire les oignons avec les chapeaux à 180°C pendant 30 à 40 minutes.

ESCALOPES DE THON E PAMPLEMOUSSE ROSE

Durée 35 minutes

ingrédients

portions pour 4 personnes

4 steaks de thon de 150 g

3 pamplemousses roses

Huile d'olive vierge extra

sel

1 tranche de pain

pistaches

graines de sésame

Préparation

Pour la recette de l'escalope de thon et pamplemousse rose, épluchez 3 pamplemousses roses et retirez la peau blanche ; coupez-les en rondelles. Rôtissez 4 steaks de thon de 150 g chacun dans une grande poêle antiadhésive, sans assaisonnement, environ 3 minutes de chaque côté. Salez à la fin, retirez de la poêle et réservez au chaud. Versez le jus d'un quart de pamplemousse dans le liquide de cuisson, salez et laissez cuire jusqu'à ce qu'il réduise de moitié. Éteignez le feu et ajoutez 4 cuillères à soupe d'huile et les tranches de pamplemousse. Servir les tranches de steak de thon avec le pamplemousse. Garnir de chapelure grillée, de pistaches hachées et de graines de sésame. Décorer de cerfeuil frais.

BOUCHÉES DE SAUMON AU SPECK AVEC LÉGUMES AIGRES-DOUCES

Temps 40 min + 1h de repos

ingrédients

4 personnes

600 g de courgettes trompettes

500 g de filet de saumon frais

200 g de tomates cerises datterin

30 g de pignons de pin

16 tranches de speck

1 oignon nouveau, sucre

vinaigre de cidre de pomme, sel

Huile d'olive vierge extra

Préparation

Pour la recette des bouchées de saumon au speck et légumes aigre-doux, épluchez l'oignon nouveau et coupez-le en tranches. Lavez les dattes et coupez-les en deux. Lavez les courgettes, coupez-les en tranches et faites-les revenir dans une poêle à feu vif avec un filet d'huile pendant 6 à 8 minutes, avec les tomates datterini, l'oignon nouveau et les pignons de pin. Saupoudrer de quelques cuillères à café de sucre et d'une bonne pincée de sel. Transférez tous les légumes bien rôtis sur une plaque allant au four, saupoudrez de 2-3 cuillères à soupe de vinaigre de cidre, fermez la plaque avec un film alimentaire et laissez reposer une heure. Retirez la peau du saumon et coupez le filet en 16 morceaux pesant environ 35 g ; envelopper dans une tranche de speck et faire dorer rapidement dans une poêle sur tous les côtés (cela prendra au moins 8 à 10 minutes).

ROULEAUX D'ESPADON AU PAPRIKA ET CRÈME DE COURGETTE

Temps 1h

ingrédients

4 personnes

600 g 6 fines tranches d'espadon

200 g de courgettes

150 g de pecorino râpé

4 tranches de pain

concentré de tomate

paprika doux

ciboulette, thym, sel

Huile d'olive vierge extra

Préparation

Pour la recette des spoolies d'espadon au paprika et crème de courgettes, épluchez les courgettes, coupez-les en tranches et faites-les dorer mettez-les dans une poêle sur feu vif avec de l'huile, 1 cuillère à soupe d'eau, du sel et un peu de thym ; quand ils sont tendres, mixez les œufs. Récupérez les tranches de pain coupées en morceaux, 2-3 cuillères à soupe de concentré de tomate, le pecorino et quelques cuillères à café de paprika dans un bol et mélangez jusqu'à obtenir une boule ; divisez-le en 12 boules. Coupez les tranches d'espadon en deux dans le sens de la longueur. Enroulez les boules de mélange dans les 12 tranches d'espadon et fermez les bobines avec un fil de ciboulette (vous pouvez également utiliser de la ficelle de cuisine). Placer les Rocchetti sur une plaque à pâtisserie recouverte de papier sulfurisé et graissée d'huile, graisser également les Rocchetti, saler uniquement le poisson et enfourner à 180°C pendant 15-20 minutes. Répartissez la sauce aux courgettes dans les assiettes et disposez les rouleaux d'espadon. Complétez au goût avec du poivre moulu et des fleurs de courgettes.

OMELETTE AUX HERBES

Temps 20 minutes

ingrédients

6 personnes par portions

12 oeufs

200 g de parmesan râpé

150g de crème fraîche

ciboulette

menthe

persil

Huile d'olive vierge extra

sel et poivre

Préparation

Pour la recette de l'omelette aux herbes,
mélangez les œufs juste assez pour mélanger
les jaunes et les blancs : à force de les battre,
ils deviennent friables et la consistance de
l'omelette perd de sa fermeté. Ajoutez le
parmesan, la crème, le sel, le poivre et un joli
bouquet d'herbes hachées grossièrement.
Versez le mélange dans une grande poêle, à
feu vif, dans une fine couche d'huile chaude.
Lorsqu'une croûte s'est formée, baissez le
feu, couvrez avec le couvercle et terminez la
cuisson sans la retourner. Servir
immédiatement ou à température ambiante.
Conservé au réfrigérateur dans un contenant
hermétique, il est également bon le
lendemain.

POULET AU MIEL ET LÉGUMES CROUSTILLANTS AU GENÉVIER

Durée 1h 10min

ingrédients

4 personnes

1 kg de carottes colorées

2 cuisses de poulet

2 cuisses de poulet

romarin, genièvre

vin blanc sec

Le miel d'acacia

sucre

vinaigre de cidre de pomme

huile de tournesol

Huile d'olive vierge extra

sel et poivre

Préparation

Pour la recette de poulet au miel et légumes croquants au genièvre, disposez le poulet dans un plat allant au four avec 6 brins de romarin, 1 verre de vin et une pincée de sel. Fermez avec du film alimentaire pour laisser entrer le moins d'air possible et laissez reposer environ 15 minutes. Cela permet de rendre la peau croustillante pendant la cuisson. Épluchez les carottes, puis coupez-les en deux dans le sens de la longueur. Coupez la partie effilée en boucles avec un épluche-pomme de terre et la partie la plus épaisse en bâtonnets. Placez les rubans dans de l'eau froide avec quelques glaçons pour les faire recourber un peu. Portez à ébullition une casserole d'eau salée; ajoutez 3 cuillères à soupe de vinaigre de cidre, 1 cuillère à soupe de baies de genièvre, puis la carotte bâtonnets et 2 cuillères à soupe de sucre ; cuire 5 minutes, puis ajouter les rubans et cuire encore 3 minutes. Égouttez-les et, une fois froids, assaisonnez-les avec un filet d'huile d'olive extra vierge, du sel et du poivre. Faites revenir le poulet dans une poêle enduite d'huile chaude, puis ajoutez le romarin, le laurier et 3 cuillères à soupe de marinade, 1/2 verre d'eau et du sel. Réduisez le feu, retournez les cuisses et les cuisses pour que tous les côtés prennent du goût, puis couvrez et laissez cuire au moins 30 minutes. Retournez-les de temps en temps. En fin de cuisson, retirez le romarin. versez 2 cuillères à soupe d'huile de tournesol et 1 cuillère à soupe de miel d'acacia, obtenant une sorte d'émulsion ; badigeonnez le poulet de tous les côtés, retournez les morceaux et badigeonnez-les de l'autre côté ; remettre à feu vif et faire dorer pendant 4 à 6 minutes.

MAQUEREAU À LA ROQUETTE AU PESTO D'HERBES ET OLIVES

Temps 1h

ingrédients

4 personnes

90 g de pâté d'olives

40 g de roquette nettoyée

4 poissons maquereaux

2 oeufs

Huile d'olive vierge extra

Marjolaine

sel

Préparation

Pour la recette du maquereau à la roquette
et au pesto d'herbes et d'olives, faites bouillir
les œufs durs et faites-les cuire 7 minutes
après ébullition. Refroidissez-les,
décortiquez-les, récupérez les jaunes et
passez-les au tamis pour obtenir le mimosa.
Nettoyer et fileter le maquereau ; retirez tous
les bouchons. Mélangez la roquette avec 40 g
d'huile et versez dans une casserole avec
encore 300 g d'huile. Chauffer jusqu'à 60°C
et plonger les filets de maquereau. Laissez-
les cuire à température constante pendant 10
à 15 minutes, puis éteignez-les. Mélangez le
pâté d'olives avec 1 cuillère à soupe de
marjolaine fraîche hachée. Servir les filets
égouttés de l'huile et salés, complétés par
l'œuf mimosa, le pâté d'olives et quelques
feuilles de roquette fraîches.

POULET ET AUBERGINES À LA COMPOTE AIGRE-DOUCE

Temps 1h

ingrédients

6 personnes

1kg 1 poulet

14 abricots mûrs mais fermes

2 aubergines

un demi oignon rouge

vinaigre, ail

Huile d'olive vierge extra

sucre

sel et poivre

Préparation

Pour la recette de poulet et aubergines à la compote aigre-douce, ouvrez le poulet en deux et faites cuire les deux faces sur le grill en les écrasant un peu, pendant environ 20-25 minutes de chaque côté. Coupez les aubergines dans le sens de la longueur en tranches de quelques centimètres d'épaisseur. Frotter avec l'ail, assaisonner de sel et d'huile et rôtir sur le gril 4 minutes de chaque côté. Ouvrez 6 abricots et faites-les griller 2 à 3 minutes de chaque côté. Préparez une compote aigre-douce : hachez l'oignon rouge et faites-le revenir dans 1 cuillère à soupe d'huile, ajoutez 8 dés d'abricots coupés en dés, 100 g de sucre, un peu de vinaigre, une goutte d'eau, salez et poivrez et laissez cuire 20-25 minutes. . Servir le poulet avec les aubergines grillées et les abricots avec la compote.

BEIGNETS DE COURGETTES
ET SALADE DE RADIS

Durée 1h 50min

ingrédients

6 portions

200 g de farine

200 g de courgettes

150 g de lait

30 g de filets d'anchois à l'huile

10 g de chapelure

5 g de levure de bière

20 fleurs de courgettes

6 radis, 1 navet blanc

miel, citron

Origan frais

Huile d'olive vierge extra

persil

sel et poivre

Préparation

Pour la recette des beignets de courgettes et salade de radis, mélangez la farine avec le lait légèrement tiède, la levure émiettée et une pincée de sel pour obtenir une pâte très épaisse. Laisser reposer à couvert jusqu'à ce que le volume double (environ 1 heure). Lavez les courgettes et râpez-les avec une râpe à gros trous. Mélangez-les ensuite à la pâte en ajoutant également 16 fleurs nettoyées et divisées en lanières.

Faites cuire le mélange dans une poêle avec 4 cuillères à soupe d'huile en le versant dans des crêpes d'environ 10 cm de diamètre. Faites-les cuire environ 2 minutes de chaque côté. Mixez la chapelure avec 15 g d'huile, les anchois, 10 g de miel, 35 g de jus de citron, 40 g d'eau et quelques feuilles de persil avec un mixeur plongeant pour obtenir une sauce. Épluchez et tranchez très finement le navet blanc et coupez les radis en deux. Ajouter les fleurs de courgettes restantes et assaisonner avec de l'huile, du sel, du poivre et de l'origan frais. Servir les crêpes avec la salade de radis et la sauce.

MORUE CRUE

Temps 25 minutes

ingrédients

4 personnes

500 g de morue dessalée

400 g de tomates mélangées

1 pamplemousse rose

sucre

thym citronné

herbes aromatiques fraîches

Huile d'olive vierge extra

sel, poivre noir

Préparation

Coupez le chou en fines tranches. Disposez-les dans un plat allant au four et assaisonnez avec un filet d'huile, du thym citronné et du poivre noir. Laissez sa saveur. Coupez les tomates cerises en petits morceaux. Faites chauffer 3 cuillères à soupe d'huile dans une poêle avec le thym citronné. Faire revenir les tomates 5 à 6 minutes en les remuant sans les écraser. Ajoutez une pincée de sel et 1/2 cuillère à café de sucre. Ajoutez enfin le jus d'1/2 pamplemousse et la pulpe de l'autre moitié, prélevés à la cuillère et cassés en morceaux. Dressez les tranches de cabillaud sur des tomates cerises et du pamplemousse, en terminant par un filet d'huile, du poivre et des herbes aromatiques fraîches.

BOUCHÉES DE POULET AU CITRON ET POIVRON VERT

Durée 45 minutes

ingrédients

4 portions

500 g de poitrine de poulet

2 citrons, un oignon

sauce soja, gingembre frais

sauge, farine, vin blanc sec

câpres salées, cerfeuil, sel

Huile d'olive vierge extra

poivre vert séché

Préparation

Épluchez l'oignon et coupez-le en petits morceaux. Faites-le revenir doucement dans une casserole pendant 5 minutes, avec un filet d'huile, 10 g de gingembre coupé en rayures et une feuille de sauge. Épluchez un citron, divisez-le en quartiers et épluchez-les ; Hachez grossièrement une cuillerée de poivre vert et dessalez une cuillerée de câpres. Coupez le blanc de poulet en bouchées et faites-le mariner 15 minutes avec le jus d'un citron et deux cuillères à soupe de sauce soja. Égouttez le poulet et séchez-le avec du papier absorbant. Farinez les morceaux de poulet et faites-les cuire dans une grande poêle avec une fine couche d'huile pendant 5 à 6 minutes, puis salez. Versez la poêle où vous avez cuit le poulet avec un verre de vin pendant 3 minutes, puis ajoutez l'oignon et les nuggets de poulet, mélangez bien et laissez cuire une minute. Servir le poulet garni de quartiers de citron pelés, de câpres et de quelques feuilles de cerfeuil.

ESCALOPES PANÉES ET SALADE DE CHAMPIGNONS

Temps 15 minutes

ingrédients

4 portions

350 g 2 tranches de surlonge de veau

140 g de champignons tranchés

50 g d'amandes effilées

50 g de chapelure

2 oeufs, farine

fenouil, citron

Huile d'arachide

Huile d'olive vierge extra

poivre, sel

Préparation

Mélangez la chapelure avec les amandes effilées. Draguez les steaks dans la farine en secouant bien l'excédent, puis dans les œufs battus, et enfin dans la chapelure avec les amandes en pressant un peu pour bien faire adhérer. Faites-les frire dans une poêle bien adaptée, dans beaucoup d'huile d'arachide, pendant quelques minutes de chaque côté. Égouttez les steaks sur du papier absorbant et séchez-les pour éliminer l'excès d'huile. Mélangez un brin de fenouil avec 3-4 cuillères à soupe d'huile d'olive extra vierge, du sel, du poivre, du zeste râpé et le jus d'un demi citron, pour obtenir une "huile verte" aromatique. Assaisonnez les champignons avec cette huile et une pincée de sel et servez avec les escalopes.

ESPADON AVEC SALADE DE LÉGUMES

Temps 30 minutes

ingrédients

2 portions

2 tranches d'espadon de 1 cm d'épaisseur

100 g de haricots verts

50 g d'oignon rouge

40 g de vinaigre

10 tomates cerises rouges et jaunes

5 fruits de la passion

Huile d'olive vierge extra

sel et poivre

Préparation

Cuire les tranches d'espadon dans une poêle avec un filet d'huile et une pincée de sel pendant 1 à 2 heures.

minutes par côté. Retirez-le de la poêle; tamponnez-la avec une feuille de papier absorbant, si vous souhaitez éliminer l'excès de graisse. Coupez l'oignon en cubes et placez-le dans une casserole avec le vinaigre et 5 cuillères à soupe d'eau. Laissez mijoter 3 minutes après ébullition ; éteignez-le et laissez-le refroidir. Épluchez les haricots verts et blanchissez-les 4 minutes à l'eau bouillante salée, refroidissez-les à l'eau froide et égouttez-les. Enfin, ouvrez-les en deux dans le sens de la longueur. Coupez les tomates cerises en quartiers et retirez les pépins. Ouvrez le fruit de la passion et récupérez la pulpe dans un petit bol. Mélangez avec 2 cuillères à soupe d'huile et filtrez avec un tamis pour éliminer les graines. Récupérez les haricots verts et les tomates cerises dans un bol, puis assaisonnez-les d'un peu de sauce aux fruits de la passion. Servir l'espadon avec un filet d'huile et de poivre et l'accompagner des légumes, des dés d'oignon,

AUBERGINES AU FOUR

Durée 2h 40min

ingrédients

6 portions

3 aubergines

150 g d'olives noires

70 g de pain rassis

50 g d'anchois salés nettoyés

ou anchois à l'huile

50 g de câpres salées

2 tomates mûres

une gousse d'ail

Huile d'olive vierge extra

origan séché, persil, sel

Préparation

Pour la recette des aubergines au four, épluchez et coupez les aubergines en deux dans le sens de la longueur ; coupez la pulpe en grille, salez généreusement et laissez reposer une heure avec la pulpe vers le bas. Hachez une branche de persil. Hachez les anchois. Émiettez le pain rassis. Dénoyautez les olives. Dessalez les câpres. Hachez l'ail. Blanchissez les tomates quelques secondes dans l'eau bouillante, épluchez-les, ôtez les pépins et coupez-les en cubes. Assaisonnez le pain émietté avec du persil, de l'ail, des câpres, des olives, des anchois, de l'origan et des dés de tomates. Bien mélanger. Lavez et séchez les moitiés d'aubergines désormais purgées ; disposez-les dans un plat allant au four et étalez sur la surface le pain aromatique et le deuxième dés de tomate. Assaisonner avec de l'huile et cuire au four à 160°C pendant 60 à 70 minutes. Servir chauds ou tièdes, ils constituent un excellent plat unique.

POULET AUX HERBES

Temps 1h

ingrédients

4 portions

1 kg de poulet

125 g de yaourt entier

100 g de fromage de chèvre frais

ail, romarin

estragon, mélisse

paprika, beurre

Huile d'olive vierge extra

poivre, sel

Préparation

Divisez le poulet en deux, coupez-le le long de la colonne vertébrale, retirez-le et ouvrez-le comme un livre. Faites chauffer quelques gousses d'ail écrasés avec le zeste, 2 brins de romarin, une pincée de sel, quelques feuilles d'estragon et de mélisse, dans une poêle pouvant aller au four avec une noix de beurre et 2 cuillères à soupe d'huile. Salez le poulet et assaisonnez-le avec une cuillère à café de paprika côté peau, puis ajoutez-le aux herbes piquantes. Faites dorer la première côté peau pendant 3-4 minutes en plaçant un poids dessus pour qu'elle reste bien pressée. Retournez-le et laissez-le cuire encore 2 minutes, puis enfournez-le à 200°C pendant 30-35 minutes. Mélangez le yaourt avec le chèvre frais, une pincée de sel, une cuillère à café d'huile et un peu de poivre. Servez cette sauce crémeuse avec le poulet.

**MORUE À LA VAPEUR
AVEC SAUCE AVOCAT
ET PASTÈQUE**

Temps 30 minutes

ingrédients

portions pour 4 personnes

600 g de morue dessalée et trempée

200 g de pulpe de pastèque

70 g de framboises

25 g d'amandes

1 avocat

pastèque et

framboises pour la garniture

Huile d'olive vierge extra

sel et poivre

Préparation

Pour la recette de Cabillaud vapeur sauce avocat et pastèque, mixez la pulpe de pastèque avec les framboises, une pincée de sel et un peu de poivre. Filtrez pour retirer les graines, puis émulsionnez le smoothie avec 2 cuillères à soupe d'huile. Coupez le chou en tranches et faites-le cuire à la vapeur pendant 7 à 8 minutes. Faites légèrement griller les amandes dans une poêle et coupez-les en flocons avec un couteau. Épluchez l'avocat et coupez-le en tranches. Répartissez le coulis de pastèque et de framboise dans les assiettes et ajoutez le cabillaud, l'avocat et les amandes. Complétez avec de la pastèque, des quartiers de framboise, un filet d'huile et du poivre.

CREVETTES ROUGES ET SALADE

PÊCHES ET RICOTTA

Temps 15 minutes

+ 1h de marinage

ingrédients

4 portions

12 morceaux de crevettes rouges

1 morceau de ricotta

350 g de sel fin

Sucre (150g

3 pêches

coriandre frais

Citron

Huile d'olive vierge extra

Préparation

Pour la recette de salade de crevettes rouges et pêches à la ricotta, mélanger le sel et le sucre ; placez les crevettes entières et dans leur carapace dans un plat allant au four, recouvrez-les du mélange sel et sucre et laissez-les mariner 1 heure. A la fin, nettoyez-les de la marinade. Coupez les pêches en morceaux et assaisonnez-les avec le jus d'1/2 citron, un filet d'huile, une pincée de sel et quelques feuilles de coriandre. Disposez les langoustines sur un plat de service (vous pouvez décortiquer les queues, pour plus de commodité) en complétant avec les pêches et la ricotta.

FILETS DE MAQUERES MARINÉS À L'HUILE DE CITRON ET DE SAUGE

Durée 1h 20min

+ 1h de marinade

ingrédients

4 personnes

850 g 8 filets de maquereau

300 g d'huile d'olive extra vierge

250 g de pointes d'asperges blanches

80 g de radicchio

2 citrons non traités

sauge, sel

Préparation

Pour la recette des filets de maquereau marinés à l'huile de citron et à la sauge, nettoyez les maquereaux filets en enlevant la partie ventrale. Placez-les sur la peau et coupez-les le long de l'os central, des deux côtés, jusqu'à la peau ; pliez légèrement les filets, de manière à mettre en valeur l'os principal, et coupez-le avec des ciseaux. Disposez les filets dans un plat allant au four. Assaisonnez-les avec le zeste râpé d'1 citron et le jus de 2 citrons et du sel. Couvrir d'un film alimentaire et laisser reposer 1 heure. Coupez les pointes d'asperges en trois tranches chacune dans le sens de la longueur et faites cuire à la vapeur pendant 20 minutes. Faites chauffer l'huile avec un beau brin de sauge en la portant à 140°C. Égouttez les filets et jetez la marinade; remettez-les dans la poêle et recouvrez-les d'huile chaude. Laissez-les reposer jusqu'à ce que l'huile ait refroidi. Faites revenir le radicchio dans une poêle pendant 2 minutes avec un filet d'huile de maquereau et une pincée de sel. Servir le maquereau avec le radicchio et les asperges.

BURGER DE POIS CHICHES ET KETCHUP ARTISAN

Durée 1h 30min

Ingrédients, 4 portions

Pour les hamburgers

230 grammes de pommes de terre

375 g de pois chiches bouillis

2 jaunes d'œufs, sauge, poivre, sel

Huile d'olive vierge extra, Pour le ketchup

250 g de concentré de tomates,

80 g de sucre, 60 g de vinaigre, sel

Pour les chips, 700 g de pommes de terre

huile d'olive extra vierge, sel

Préparation

Faire bouillir les pommes de terre avec leur peau dans de l'eau non salée pendant 30 à 35 minutes après l'ébullition.

Égouttez-les, épluchez-les et écrasez-les.
Mixez grossièrement les pois chiches puis
mélangez-les avec les pommes de terre, les
jaunes d'œufs, 5 feuilles de sauge hachées,
une cuillerée d'huile, du sel et du poivre.
Formez avec le mélange 4 burgers, avec un
cercle (7,5 diam.). Cuire dans une poêle avec
un filet d'huile pendant 15 minutes en les
retournant à mi-cuisson. Préparez-le
pendant la cuisson des pommes de terre pour
les burgers : faites fondre le sucre dans une
casserole pendant 1 à 2 minutes, ajoutez le
vinaigre hors du feu, puis allumez le feu pour
dissoudre les grumeaux qui se sont formés.
Ajoutez le concentré de tomates et 50 g d'eau
et laissez cuire 8 à 10 minutes. Éteignez le sel.
Épluchez les pommes de terre, coupez-les en
bâtonnets, lavez-les abondamment à l'eau
pour éliminer la fécule, puis séchez-les.
Faites-les frire dans l'huile bouillante
pendant 5 à 6 minutes, égouttez-les sur du
papier absorbant et salez. Servir avec le
burger et la sauce.

GIGOT D'AGNEAU RÔTI
AUX ARTICHAUTS

Durée 2h 30min

ingrédients

4 personnes

1,2 kg 2 gigots d'agneau

200 g de bouillon de légumes

4 artichauts

1 petit oignon

1 carotte, romarin

sauge, menthe, poivre, cumin

ail, farine

Citron. vin blanc

sel et poivre

Huile d'olive vierge extra

Préparation

Pour la recette du gigot d'agneau rôti aux artichauts, disposez les gigots dans un plat allant au four et parsemez-les d'aiguilles de romarin et de feuilles de sauge, de sel, de poivre, de cumin, de quelques tranches de piment et d'un filet d'huile. Massez-les dessus et dessous, puis ajoutez 1 gousse d'ail, l'oignon émincé, les tranches de carottes pelées, 1/2 verre de vin et le bouillon de légumes. Faites cuire l'agneau à 180°C pendant 10-12 minutes, puis couvrez-le de papier aluminium et poursuivez la cuisson pendant environ 1 heure. Découvrez-le et faites-le cuire encore 1 heure. Mélangez le liquide de cuisson, filtrez-le puis laissez-le réduire pendant environ 10 minutes ; ajoutez 1 cuillère à soupe de farine mélangée à 1 cuillère à soupe d'huile, pour épaissir un peu la sauce. Nettoyez les artichauts et coupez-les finement. Assaisonnez-les avec de l'huile, du sel, du citron et de la menthe et servez avec les cuisses.

POULET AU CITRON ET CAROTTES NOUVELLES EN PAPIER

Durée 35 minutes

ingrédients

4 personnes

360 g 2 poitrines de poulet entières

4 nouvelles carottes

2 citrons non traités

graines de coriandre

coriandre frais

Huile d'olive vierge extra

sel

Poivre

Préparation

Pour le poulet au citron et aux carottes nouvelles cuites dans du papier d'aluminium, nettoyez les poitrines de poulet des os et du tissu conjonctif et divisez-les en deux parties. Lavez les citrons et coupez-les en tranches. Épluchez les carottes et coupez-les en fines tranches. Faites de petites incisions horizontales sur les seins et insérez les tranches de citron. Transférer chaque magret sur une feuille de papier sulfurisé, avec les carottes ; assaisonner avec de l'huile, du sel, du poivre et des graines de coriandre (presser un peu pour libérer l'arôme). Fermez les paquets et enfournez-les à 180°C pendant 15-17 minutes. Sortez les paquets du four, ouvrez-les, garnissez-les de feuilles de coriandre fraîche et servez.

BOULETTES DE POMMES DE TERRE ET D'ÉPINARDS SAUCE AU LIME

Durée 1h 20min

ingrédients

Portions de 50 pièces

650 g de feuilles d'épinards

600 g de pommes de terre à pulpe blanche

80 g de chapelure

60 g de farine de pistache

2 morceaux d'œufs

1 pièce d'échalote

un demi citron vert

pâte de wasabi, huile de graines

Huile d'olive vierge extra

sel fin et en flocons

Préparation

Pour la recette des boulettes de viande au citron vert, faites bouillir les pommes de terre entières dans leur peau pendant environ 35 minutes ; épluchez-les, écrasez-les et mélangez-les avec la chapelure, 1 œuf et une pincée de sel. Hachez l'échalote et faites-la revenir dans une poêle avec 2 cuillères à soupe d'huile d'olive extra vierge pendant quelques minutes ; ajouter les épinards hachés et cuire 7 à 8 minutes ; égouttez-les de l'eau de cuisson, laissez-les refroidir et mélangez-les au mélange de pommes de terre en gardant 20 g de côté. Formez avec le mélange des boulettes de viande rondes de 15 g chacune :

vous en aurez une cinquantaine.
Saupoudrez-les de farine de pistache et
faites-les frire dans beaucoup d'huile de
graines chaude pendant environ 1 minute et
30 secondes ; égouttez-les sur du papier
absorbant. Préparez une sauce en
mélangeant les épinards réservés avec 1 œuf,
une pincée de sel, le jus d'un demi citron vert
et 1 cuillère à café de pâte de wasabi, en
ajoutant lentement 130 g d'huile de graines.
Assaisonner les boulettes de viande avec des
flocons de sel et servir avec la sauce.

CARPACCIO D'ESPADON ET ASPERGES SAUCE FRAMBOISES

Temps 15 minutes

ingrédients

4 portions

400 g de carpaccio d'espadon

50 g de framboises

40 g de noisettes

8 asperges vertes

vinaigre de vin blanc

coriandre frais

sel

Huile d'olive vierge extra

Préparation

Pour la recette du carpaccio d'espadon et d'asperges sauce aux framboises, mixez les framboises avec 1 cuillère à soupe de vinaigre, 2 cuillères à soupe d'huile et une pincée de sel pour obtenir une sauce. Épluchez les asperges pour enlever la partie dure de l'extrémité, épluchez les tiges, puis coupez-les très finement, dans le sens de la longueur, à l'aide d'une mandoline ou d'un épluche-pomme de terre, de manière à obtenir des rubans. Disposez le carpaccio d'espadon bien étalé sur les assiettes, disposez dessus les rubans d'asperges, les noisettes hachées, quelques feuilles de coriandre et quelques gouttes de coulis de framboise.

OEUFS DANS UN NID D'AGRETTI AU CITRON

Temps 25 minutes

ingrédients

4 portions

300 g d'agretti nettoyés

4 œufs frais bio

vinaigre de vin blanc

sésame noir et blanc

citron vert, sel

Huile d'olive vierge extra

Préparation

Pour la recette du pécule au citron vert, portez à ébullition une grande casserole d'eau avec 4 cuillères à soupe de vinaigre (vous en aurez besoin pour cuire les œufs).

Faites bouillir les agretti dans une casserole d'eau bouillante salée pendant 3 à 4 minutes. Cassez délicatement un œuf dans un petit bol. Utilisez des œufs très froids sortis du réfrigérateur. Baissez le feu sous la casserole et créez un vortex en remuant avec une cuillère ; versez un œuf au centre en le faisant glisser du bol ; continuez à mélanger très délicatement pour permettre au blanc d'œuf d'envelopper le jaune. Au bout de quelques secondes, sans retirer le premier œuf, répétez progressivement les mêmes opérations avec les autres œufs et faites-les cuire ensemble pendant 3 minutes. L'eau doit seulement trembler, jamais bouillir. Assaisonnez les agretti avec un filet d'huile et une pincée de sel, disposés dans les assiettes en formant des petits nids et déposez un œuf poché au centre. Complétez avec des graines de sésame, quelques segments et du zeste de citron vert râpé.

POULET CACCIATORA À LA MARJOLAINE ET AU CITRON VERT

Durée 1h 30 min

ingrédients

6 personnes

6 cuisses de poulet (poulets fermiers)

800 g de tomates pelées avec leur jus

1 oignon rouge

1 gousse d'ail

vin blanc sec

romarin, marjolaine

Huile d'olive vierge extra

sel, poivre, citron vert

Préparation

Pour la recette de poulet Cacciatore à la marjolaine et au citron vert, épluchez

l'oignon et trancher grossièrement. Faites-le revenir 2 minutes dans un grand rondo avec 3-4 cuillères à soupe d'huile, l'ail avec sa pelure, un peu de romarin et de marjolaine. Ajoutez les cuisses de poulet et faites-les revenir à feu vif pendant 7 à 8 minutes, en les faisant bien dorer des deux côtés ; assaisonnez-les de sel et de poivre. Mélangez ensuite avec 1 verre de vin blanc, laissez évaporer 2 minutes, puis ajoutez le jus d'1 citron vert. Écrasez les tomates avec les mains dans un bol, de manière à obtenir une sorte de purée très grossière, et ajoutez le tout au poulet. Baissez le feu, couvrez avec un couvercle légèrement retiré et laissez cuire environ 50 minutes. Vérifiez de temps en temps la cuisson du poulet et, si vous constatez que le liquide s'est trop évaporé, ajoutez un peu d'eau chaude. Complétez avec de la marjolaine fraîche, beaucoup de zeste de citron vert râpé et décorez de fleurs de romarin.

ARTICHAUTS FARCIS

Durée 1h 10min

ingrédients

4 personnes

190 g de courgettes

60 g de pecorino frais

20 g d'oignon nouveau

4 gros artichauts

4 tranches de pain

ail, persil

Huile d'olive vierge extra

sel, poivre, citron

Préparation

Pour la recette des artichauts farcis, nettoyez les artichauts en enlevant les feuilles extérieures coriaces. Ouvrez-les en creusant à l'intérieur pour créer de l'espace pour le remplissage. Conservez également une partie des tiges, épluchées tout en gardant le cœur. Dans une casserole, portez à ébullition 2 litres d'eau avec 100 g d'huile, une branche de persil, 2 gousses d'ail légèrement écrasées avec leur peau et 1/2 citron légèrement pressé à l'intérieur. Faites bouillir les artichauts en les plongeant entiers dans cette eau aromatique pendant environ 20 minutes. Égouttez-les, disposez-les à l'envers sur une plaque et laissez-les refroidir. Pendant ce temps, nettoyez les courgettes et lavez-les.

Retirez la croûte des tranches de pain, mixez-les dans un emporte-pièce avec une poignée de feuilles de persil et récupérez-les dans un bol avec le pecorino râpé et la partie verte des courgettes, en râpant jusqu'à atteindre la pierre centrale, où se trouvent les graines. que vous pouvez supprimer. Hachez les cœurs des tiges d'artichauts et ajoutez-les dans le bol. Hachez l'oignon nouveau et ajoutez-le également en complétant avec 2 cuillères à soupe d'huile, du sel et du poivre. Mélangez le tout pour combiner la garniture. Disposez les artichauts sur un plateau (positionné aux quatre coins, pour qu'ils restent fermés et en forme plus facilement. S'ils ont tendance à trop s'ouvrir, attachez-les avec de la ficelle de cuisine). Remplissez-les de la garniture, graissez-les avec un filet d'huile et enfournez-les à 180°C pendant environ 10 minutes.

GÂTEAU AUX AUBERGINES

Durée 1h 30 min

ingrédients

4-6 portions

400 g de fromage à tartiner végétal

180 g de croûtons complets

150 g de tomates cerises

150 g de tofu naturel

10 prunes dénoyautées

2 aubergines striées

poudre de coriandre

poudre de cumin, huile d'arachide

Huile d'olive vierge extra

poivre, sel, basilic

Préparation

Pour la recette du gâteau aux aubergines, coupez une aubergine en tranches de quelques centimètres, disposez-les sur une plaque recouverte de papier sulfurisé et faites cuire à 200°C pendant 25 minutes, puis laissez-les refroidir et salez. Mixez les croûtons complets avec les prunes et une pincée de sel. Mélangez le tofu nature et le fromage végétal avec une demi-cuillère à café de cumin moulu, une demi-cuillère à café de coriandre moulue, une pincée de sel et un peu de poivre moulu. Tapisser un moule à charnière (20 cm de diamètre) de papier sulfurisé et réaliser la première couche avec les croûtons et les prunes hachées en aplatissant bien jusqu'à obtenir un fond compact d'environ un demi-centimètre d'épaisseur.

Réalisez une deuxième couche avec la moitié de la purée de tofu, puis une avec les tranches d'aubergines et 50 g de tomates cerises coupées en deux. Couvrir d'une dernière couche de purée de tofu et cuire au four à 180°C pendant 35 à 40 minutes, jusqu'à ce que la surface devienne dorée. Faites cuire les tomates cerises restantes dans une poêle avec un filet d'huile d'olive extra vierge pendant quelques minutes. Coupez l'autre aubergine en tranches très fines et faites-les revenir dans beaucoup d'huile d'arachide jusqu'à ce qu'elles commencent à dorer, puis séchez-les avec du papier absorbant (chips d'aubergine). Décorez le gâteau avec des chips d'aubergines, des tomates cerises poêlées et quelques feuilles de basilic.

CUBES ET FRUITS DE DINDE AIGRE-DOUCE

Durée 45 minutes

ingrédients

Portions pour 6-8 personnes

800 g de viande de dinde coupée en dés

500 g de pommes de terre nouvelles

12 cerises fraîches (ou confites).

8 abricots

vin rosé, ail

romarin, menthe

pistaches hachées

beurre, sel

Huile d'olive vierge extra

Préparation

Pour la recette de la dinde aigre-douce et des cubes de fruits, lavez les pommes de terre et coupez-les très finement, rincez-les, blanchissez-les à l'eau bouillante salée, égouttez-les et séchez-les. Faites revenir dans une noix de beurre avec une branche de romarin et 1 gousse d'ail avec la pelure pendant quelques minutes. Coupez les abricots en deux et faites-les revenir dans une poêle avec une noix de beurre ; quand ils commencent à caraméliser, ajoutez 1 verre de vin passito et faites réduire le liquide jusqu'à l'obtention d'une consistance sirupeuse. Retirer du feu et ajouter les cerises. Faire revenir les cubes de dinde dans une autre poêle chaude avec une fine couche d'huile ; enfin, nappez-le de sauce aux abricots et ajoutez les fruits. Servez-le avec des pommes de terre, complétées de feuilles de menthe et de pistaches.

CRÈME DE CREVETTES, POMMES DE TERRE ET POIREAUX ET RÉDUCTION DE MANDARINE

Durée 1h 20min

ingrédients

4 personnes

1 kg de mandarines

600 g de pommes de terre

500 g de poireaux

20 crevettes, cerfeuil

Huile d'olive vierge extra

équilibre, poivre

Préparation

Pour la recette de gambas, crème de pommes de terre et poireaux et réduction de mandarine, épluchez les pommes de terre et coupez-les en petits morceaux. Nettoyer les poireaux en éliminant les gaines les plus extérieures, la barbe finale et la partie verte ;

Coupez-le d'abord en deux dans le sens de la longueur, puis tranchez-le finement. Faites cuire les pommes de terre et les poireaux dans une poêle avec quelques cuillères à soupe d'huile à feu vif pendant quelques minutes, assaisonnez de sel et de poivre ; couvrir d'eau, puis baisser le feu et poursuivre la cuisson environ 20 minutes, jusqu'à ce que le liquide soit presque complètement absorbé. Mixez le tout pour obtenir une crème. Épluchez les mandarines et extrayez-en le jus (vous obtiendrez environ 600 g). Laisser mijoter le mélange sur le feu pendant au moins 20-30 minutes, jusqu'à obtenir une sauce ayant la consistance d'un sirop ; retirer du feu et passer au tamis. Nettoyer et décortiquer les crevettes ; assaisonnez-les d'huile et de sel et égouttez-les dans une poêle antiadhésive pendant 1 minute, puis retournez-les et laissez cuire encore une minute. Répartir la crème de pommes de terre et poireaux dans les assiettes, déposer les gambas dessus,

FILETS POULET AU BEURRE DE MOUTARDE

Temps 40 minutes

ingrédients

portions pour 4 personnes

800 g de filets de poisson grondin

30 g de moutarde

bouillon ou bouillon de poisson

1 concombre, 1 tomate

1 échalote, vin blanc sec

citron, beurre

poudre de piment

Huile d'olive vierge extra

sel et poivre

Préparation

Pour préparer les filets de grondin au beurre moutarde, mélangez 75 g de beurre mou avec la moutarde, le jus d'1/2 citron et du piment selon votre goût. Épluchez le concombre et coupez-le en morceaux de 4 à 5 mm. Blanchissez la tomate, épluchez-la et coupez-la également en cubes. Blanchir le tout moins d'1 minute, égoutter et assaisonner avec un filet d'huile, du sel et du poivre. Massez les filets de grondin avec le beurre de moutarde et laissez-les reposer au réfrigérateur pendant 30 minutes. Hachez l'échalote et faites-la revenir délicatement avec une noix de beurre, mélangez avec 1/2 verre de vin blanc, laissez-la s'évaporer, puis ajoutez 1 louche de bouillon et laissez réduire jusqu'à obtenir une sauce crémeuse. Faites revenir les filets de grondin dans une autre poêle bien chaude avec le beurre de la marinade. Servez-les avec la tomate et le concombre et assaisonnez le tout avec la sauce à l'échalote.

POISSON EN TROIS FAÇONS

Temps 1h

ingrédients

4 portions

1 kg d'omble chevalier

propre et vidé, martre, romarin

persil, citron, blé dur remoulu

Semoule de céréales, bouillon de légumes

Huile d'olive vierge extra

Huile d'arachide, sel, poivre, vinaigre

Préparation

Pour le poisson, trois manières : rincer le charbon et le sécher. Coupez-le en trois parties, juste au-dessus de la queue et juste en dessous de la tête. Farcir la partie centrale de romarin, de marjolaine et de persil, de tranches de citron, de sel et de poivre ; graisser la surface avec un filet d'huile d'olive extra vierge, puis envelopper le steak dans du papier sulfurisé et l'attacher comme un rôti avec de la ficelle de cuisine. Faire revenir dans une poêle avec un filet d'huile d'olive extra vierge pendant environ 3 minutes, en la retournant pour qu'elle dore sur toute la surface. Cuire le rôti au four à 180°C pendant environ 20 minutes. Attachez la tête avec une ficelle ou enveloppez-la dans une gaze de coton, puis nouez-la, afin de conserver la pulpe compacte et en forme. Plongez LA dans 2,5 litres de bouillon de légumes acidulé avec 1 cuillère à soupe de vinaigre ; laissez mijoter doucement pendant environ 15 minutes. Farinez la queue dans la semoule et faites-la revenir en la plongeant dans beaucoup d'huile d'arachide pas trop chaude (160°C) pendant 6-8 minutes ; égouttez-le sur du papier absorbant. Remontez le poisson en combinant les parties cuites de trois manières différentes et servez-le avec des sauces et des tranches de citron au goût.

MORUE DE L'ATLANTIQUE FRIT ET RADIS À LA MAYONNAISE VERTE

Durée 35 minutes

ingrédients

4 portions

1 filet de morue franche

250 g de mayonnaise

8 morceaux de bruyère, 3 œufs, lait

3 piments verts marinés

2 anchois à l'huile

câpres marinées

persil haché

farine, sel, sauce soja

chapelure, huile d'arachide

Préparation

Épluchez les radis et coupez-les en deux. Battez les œufs avec 10 g de lait et 1 cuillère à soupe de sauce soja. Fariner le filet de cabillaud et le tremper d'abord dans les œufs battus puis dans la chapelure ; répéter les opérations une seconde fois. Faites revenir la morue dans beaucoup d'huile d'arachide chaude pendant 6 à 8 minutes. Trempez également les radis dans la farine, les œufs battus, et enfin dans la chapelure et faites-les revenir dans l'huile d'arachide pendant 1 minute. Hachez les piments verts, une poignée de câpres et les anchois et mélangez-les avec la mayonnaise en ajoutant 2 cuillères à soupe de persil haché. Servez-le avec de la morue et des radis.

ROULEAUX, ARTICHAUTS À LA MENTHE,ET CRÈME DE CHOU-FLEUR

Durée 1h 20min

ingrédients

4 personnes

700 g 12 fines tranches de surlonge de boeuf

500 g de chou-fleur

12 tranches de fromage

12 tranches de bacon

4 artichauts, citron

menthe, huile de graines

Huile d'olive vierge extra

sel et poivre

Préparation

Pour la recette des roulés d'artichauts à la menthe et crème de chou-fleur, nettoyez le chou-fleur et coupez-le en morceaux ; faites-le cuire dans une poêle avec quelques cuillères d'huile d'olive extra vierge à feu vif pendant quelques minutes, puis couvrez d'eau, baissez le feu, assaisonnez avec du sel et du poivre et poursuivez la cuisson encore 20 minutes, jusqu'à ce que le liquide ne soit pas presque complètement absorbée. Mixez jusqu'à obtenir une crème. Nettoyez les artichauts, coupez-les en tranches et plongez-les dans l'eau avec un peu de jus de citron. Égouttez-les et faites-les cuire dans une poêle avec un filet d'huile d'olive extra vierge pendant 4 à 5 minutes, assaisonnez de sel et parfumez avec 3-4 feuilles de menthe hachées. Ajoutez 1 verre d'eau et poursuivez la cuisson 7 à 8 minutes.

Assaisonner les tranches de bœuf avec de l'huile, du sel et du poivre; déposer une tranche de lard et une des fines tranches sur le premier quart de chacun, puis fermer en repliant d'abord les rabats latéraux vers l'intérieur puis en roulant la tranche pour former un rouleau. Saler légèrement les petits pains et les faire dorer dans une poêle avec un filet d'huile d'olive extra vierge pendant 5 minutes ; retournez-les et poursuivez la cuisson encore 5 minutes. Transférer à four chaud et terminer la cuisson à 180°C pendant 7 à 8 minutes. Mélangez 30 g de feuilles de menthe avec 80 g d'huile de graines à l'aide d'un mixeur et faites chauffer à environ 60 °C pendant 5 minutes. Tamisez-le, laissez-le refroidir et assaisonnez les artichauts. Servir les rouleaux avec la crème de chou-fleur et les artichauts à la menthe.

BOUQUÉES DE POULET FRIT AVEC GUACAMOLE ÉPICÉ

Durée 35 minutes

ingrédients

4 portions

400 g de poitrine de poulet

200 g de chapelure

100 g de farine 00

5 g de coriandre fraîche

3 fichiers

2 avocats mûrs

2 œufs bio

un piment frais

huile d'arachide, sel

Préparation

Pour la recette des nuggets de poulet frits au guacamole épicé, préparez le guacamole en coupant la pulpe d'avocat en cubes. Ajoutez le jus de 2 citrons verts, le piment et la coriandre finement hachés et une pincée de sel. Coupez le blanc de poulet en cubes de 3x3 cm. Battez les œufs avec une cuillerée d'eau. Trempez les cubes de poulet dans la farine, puis dans les œufs battus, enfin dans la chapelure. Faites revenir le poulet dans beaucoup d'huile pendant 2-3 minutes, jusqu'à ce qu'il prenne une belle couleur dorée. Salez les morceaux et servez chaud, garni de tranches de citron vert et accompagné de guacamole.

SAUMON ET POMMES DE TERRE EN PAPIER AROMATIQUE

Temps 1h

ingrédients

4 portions

600 g de filet de saumon frais

300 grammes de pommes de terre

un jaune d'oeuf

un fenouil

vermouth blanc

aneth, moutarde

citron, huile d'arachide

Huile d'olive vierge extra

poivre, sel

Préparation

Pour la recette de saumon et pommes de terre en papillote aromatique, faites bouillir les pommes de terre pendant environ 30 minutes, égouttez-les, laissez-les refroidir et coupez-les en tranches d'au moins 5 mm d'épaisseur. Retirez la peau du saumon et vérifiez qu'il n'y a pas d'arêtes ; si nécessaire, retirez-les avec une pince à épiler. Disposez les tranches de pommes de terre sur une grande feuille de papier sulfurisé, déposez dessus le pavé de saumon et assaisonnez avec du sel, du poivre, un peu de vermouth, un filet d'huile d'olive extra vierge et du zeste de citron râpé ; fermer dans du papier aluminium et cuire au four à 230°C pendant environ 15 minutes. Épluchez et tranchez très finement le fenouil, puis plongez-le dans l'eau froide pendant une dizaine de minutes pour le friser et le rendre croustillant.

Enfin, égouttez-le et assaisonnez-le avec de l'huile d'olive extra vierge, du sel et du poivre. Préparez une mayonnaise en mélangeant le jaune d'œuf avec une bonne cuillère à café de moutarde, le jus d'un demi citron, une pincée de sel et 100 g d'huile d'arachide ajoutée lentement ; ajoutez enfin un généreux brin d'aneth haché en mélangeant avec une cuillère. Sortez le papier d'aluminium du four, disposez les pommes de terre et le saumon sur un plat de service, saupoudrez d'aneth haché et servez avec le fenouil assaisonné et la mayonnaise.

CONCLUSION

Cher lecteur, Nous arrivons à la fin de ce voyage passionnant à travers les secrets du régime Zone Bleue de 2024. Ce fut un honneur de vous guider sur ce chemin vers une vie plus saine, plus longue et plus heureuse. Nous espérons que les informations et les conseils partagés sur ces pages vous ont inspiré et motivé à apporter des changements positifs dans votre vie. Nous tenons à vous remercier sincèrement d'avoir pris le temps et l'attention nécessaires à la lecture de notre livre. Nous espérons que vous avez trouvé ces informations utiles et que vous les appliquerez dans votre vie quotidienne pour améliorer votre santé et votre bien-être en général.

Si vous avez apprécié le livre et trouvé ce que vous avez appris utile, nous vous demandons de bien vouloir laisser un commentaire. Vos avis sont extrêmement importants pour nous et pour les autres lecteurs potentiels qui pourraient être intéressés à explorer le monde du régime Blue Zone. Merci encore. pour votre soutien et pour faire partie de cette communauté dédiée à la santé et au bien-être. Nous vous souhaitons tout le meilleur dans votre voyage vers une vie pleine de vitalité, de joie et de longévité. Avec gratitude,

[IKLARLOCK]